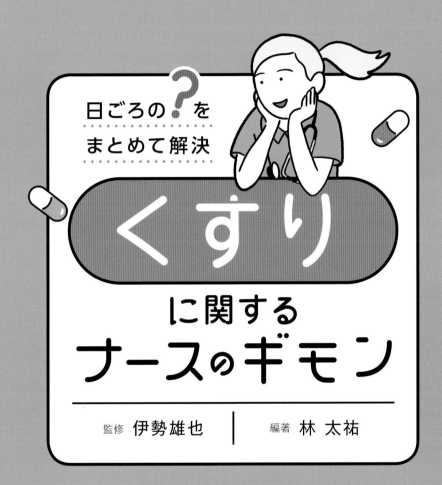

日ごろの **?** を
まとめて解決

くすり
に関する
ナースのギモン

監修 **伊勢雄也** ｜ 編著 **林 太祐**

照林社

執筆者一覧

監修

伊勢雄也　日本医科大学付属病院 薬剤部 部長、
　　　　　日本医療薬学会認定 がん指導薬剤師・薬物療法指導薬剤師

編著

林　太祐　日本医科大学付属病院 薬剤部 係長、日本糖尿病療養指導士

執筆(50音順)

井ノ口岳洋　日本医科大学付属病院 化学療法科／薬剤部、
　　　　　　日本医療薬学会認定 がん専門薬剤師

梅田将光　日本医科大学付属病院 薬剤部、日本糖尿病療養指導士

林　太祐　日本医科大学付属病院 薬剤部 係長、日本糖尿病療養指導士

渡邉裕次　日本医科大学付属病院 薬剤部 主任

医学監修

横堀將司　日本医科大学大学院医学研究科 救急医学分野 教授
　　　　　日本医科大学付属病院 高度救命救急センター 部長

はじめに

　くすりに関する日常業務のなかで、ドキッとした経験はありませんか？

　日本医療機能評価機構による医療事故情報収集等事業に関する2019年年報では、医療事故の約7.6％（346／4,532件）、ヒヤリ・ハット事例の約36.1％（10,339／28,607件）に薬剤が関与していることを報告しており、薬剤を適正に使用することが、医療事故防止に非常に重要であることがわかります。

　本書は、現場の第一線ではたらく看護師さんが抱えるくすりの疑問を、わかりやすくまとめたものです。当院の看護師さんたちから日々薬剤部に寄せられる問い合わせのなかから、特によく聞かれる疑問を中心に取り上げています。身近な薬剤の使用に関して、7つのPartに分け、最新の論文やガイドラインをふまえながら解説しており、医療現場における患者さんの薬物治療・生活の質（QOL）の向上、副作用の軽減、医療事故やヒヤリ・ハットを防止するうえで非常に有用な書籍となると思われます。また、各項目に関連して掲載されているColumnを読めば、プラスαの豆知識が習得できるでしょう。加えて、各項目がQ and A形式となっており、忙しい看護師さんでも要点だけすぐ理解できる構成になっています。誌面デザインもオールカラーで見やすく配慮されて、とても理解しやすい工夫がなされています。

　本書が、第一線で活躍している看護師さんだけでなく、看護学生の皆さんのバイブルとなり、患者さんに安心、安全な医療を提供できる看護師さんが育つ一助となることを願ってやみません。

　最後になりますが、お忙しいなかご執筆していただいた先生方と、医学的な観点からご監修いただいた横堀將司先生、刊行にご尽力いただいた照林社編集部の皆さまに心より御礼申し上げます。

2020年8月

日本医科大学付属病院 薬剤部 部長

伊勢雄也

推薦のことば

　毎日の多忙な看護業務のなか、くすりに関する業務はとても大きな割合を占めていることと思います。一部の病院では病棟薬剤師がその役割の一端を担うようになってきましたが、多くの病院や診療所などでは看護師さんが今も多くを担われていることと思います。

　当然、くすりを取り扱ううえで気になっていたことや疑問も数多く生じていることは想像に難くありません。何はともあれ、本書を開きCONTENTS(目次)をご覧ください！　ずらりと並んだ127項目の「ギモン」は、きっとあなたの日々感じていた疑問にいくつも合致するはずです。さらにその「ギモン」に対するAnswer(答え)には、経験豊かな現役病棟薬剤師がわかりやすく図表や写真を多用しながら解説しています。まるで"自分専用の病棟薬剤師"がいるかのごとく「ギモン」が解消していくことでしょう。もちろん医師や周りのスタッフと「ギモン」について協議するうえで必要な引用文献もしっかり掲載していますので、万全の備えが可能となります。

　例えば、病棟での錠剤粉砕指示は日常茶飯事ですが、薬局から「この薬は粉砕できません」との返事が来ることがありませんか？　あるいは、注射薬の側管投与指示で、薬剤の変色や沈殿といった事象に不安を感じることはありませんか？　本書は使用頻度の高いくすりを用いて、そのギモンに答える形でていねいに解説されています。ナースステーションに1冊あれば、間違いなく看護業務の大きな一助となることでしょう。

2020年8月

日本BCG研究所 所長

前 日本医科大学付属病院薬剤部 部長

片山志郎

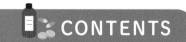

CONTENTS

Part 2 投与に関するギモン

Part 3 手術・検査に関するギモン

Part 4 作用に関するギモン

Part 5 患者に関するギモン

Column

知ればなるほど、くすりの名前　3／くすりの情報はどこで入手する?　6／支持療法って何のこと?　9／高カロリー輸液の投与で注意したいCRBSIとは?　11／ヨード系造影剤を使用後の注意点は?　13／退薬症状って何?　18／用法って、何のこと?　21／薬剤をうまく飲めない場合は?　43／ケミカルコーピングに注意!　53／バクテリアルトランスロケーションに注意!　66／ヘパリンの抗凝固作用がわかる「APTT」　71／劇薬と毒薬の違いって何?　79／配合剤の名前は長すぎる!?　81／手術時に行う「ステロイドカバー」とは?　103／TDMの採血は要注意!　110／妊娠初期の葉酸の摂取　152／服薬アドヒアランスとは?　169

装丁：ビーワークス　カバーイラストレーション：芦野公平　本文イラストレーション：津田蘭子
本文デザイン：Kuwa Design　DTP制作：明昌堂

ナースが気になる くすりのギモン TOP 10

- ● オピオイドの配合変化では、何に注意したらいいの?
- ● 粉砕できない薬剤は、どうしたらいいの?
- ● 錠剤を飲んですぐ吐いちゃった! 再度飲ませるべきなの?
- ● 抗がん薬や制吐薬の投与順や投与速度は、
  どうすればいいの?
- ● 開通が必要な輸液製剤(高カロリー輸液)を開通せずに
  投与してしまったときは、どうすればいいの?
- ● 造影CTを予定している患者さんは、
  糖尿病治療薬を飲んではいけないの?
- ● 患者さんが眠れない…。
  こんなとき、睡眠薬はどれがいいの?
- ● せん妄リスクのある薬剤には、何があるの?
- ● 誤投与が特に問題となる薬剤には、何があるの?
- ● 抗がん薬が血管から漏れたときは、どうしたらいいの?

オピオイドの配合変化では、何に注意したらいいの?

A 注射用オピオイドは、他剤との配合変化を起こしにくい薬剤です。しかし、安易に他剤との混合や同一ルートでの投与は避けるべきです。

林　太祐

 注射用オピオイドは他剤との混合は避ける

　注射用オピオイド(モルヒネ塩酸塩、フェンタニルクエン酸塩、オキシコドン塩酸塩〈オキファスト®〉)は、主に周術期の疼痛管理、がん性疼痛管理や集中治療領域での鎮静補助に用いられます。いずれの状態においても、患者さんは自由な状態でなかったり、病状が重篤であることが多く、複数の薬剤(特に注射薬)を投与していることがよくあります。メインのルートから三方活栓を用いて多くの注射薬を投与したり、患者さんに投与する水分量を抑える目的から、メインの輸液に薬剤を混合したりといったニーズが高いのではないでしょうか。

　しかし、注射用オピオイドは、以下の3つの理由から他剤との混合は避ける必要があります。

 1. レスキュー薬量により投与量が変化する

　注射用オピオイドは多くの場合、がんの疼痛管理や術後の疼痛管理に用いられます。その際は定時投与(ベース)で決まった量(ベース薬量)を投与しながら、痛みに応じて一時的に投与量を増量(レスキュー薬量)します。またレスキュー薬量に応じて、ベース薬量を変更させる必要があります → Q80。

　ベース薬として、モルヒネ注射液10mgを生理食塩液(生食)24mLで希釈したものを1mL/時で投与したとします。通常レスキュー薬は1回あたり、ベース薬投与量の1時間分を投与することになるので、1mLを追加投与します。

　もし他剤と混合した場合、他の薬剤の投与量も増えることになってしまいます。

2. レスキュー薬投与により水分負荷がかかる

　例えば、モルヒネ注射液10mgを500mLの生理食塩液に混合し、1時間あたり40mLを投与したとすると、レスキュー1回あたり40mLの水分が負荷されることになります。

　がん患者さんや術後の患者さんは、水分を多く負荷するのが好ましくない場合が多いことから、これは避けるべきです。

3. 使用量の管理が煩雑になる

　医療用麻薬(オピオイド)は、使用数量を厳密に管理するよう定められています。注射用

オピオイドを多くの輸液や他の薬剤に配合した場合、注射用オピオイドの使用量の計算が煩雑になります。正しい計算をするのに時間がかかるくらいなら、他剤と配合しないほうがよいでしょう。

注射用オピオイドを同一ルートでは投与しない

他の薬剤が投与されているルートの側管からの投与は、他の薬剤の流速変更時や点滴交換に伴うプライミング作業の際に流速の変化が起こるため、これも避けるべきです。注射用オピオイドの投与を一時的に止めたとしても、ルート内に残存するオピオイドが急速に体内に入ることは避けられません。

▼ 点滴ルートの側管から投与した場合

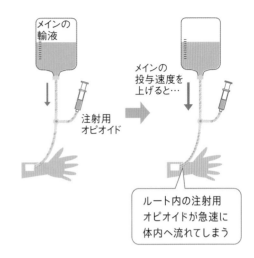

メインの輸液

メインの投与速度を上げると…

注射用オピオイド

ルート内の注射用オピオイドが急速に体内へ流れてしまう

\Column/

知ればなるほど、くすりの名前

薬剤の名前は複雑ですよね。商品名、一般名、ジェネリック医薬品、略号、系統…といわれても、すぐにはピンとこないかも知れません。

例えば、セファメジン®α（＝セファゾリンナトリウム）で説明すると、以下のようになります。

● セファメジン®α（＝商品名）：これは特許がかかるため、製造メーカー以外つけることができません。日用品ですと、iPhone（Apple社のスマートフォン）、宅急便（ヤマト運輸の宅配便）などが例として挙げられます。

● セファゾリンナトリウム（＝一般名）：これは成分の名称です。国際的にも用いられており、特許はかかっていません。

● セファゾリンNa注射用1g「NP」（＝ジェネリック医薬品名）：これは一般名＋剤型＋規格（成分の含量などを示す）＋「メーカー名」で構成され、現在ジェネリック医薬品は一般名と同じ名称のものがほとんどです。セファゾリンナトリウムというと一般名ですが、ジェネリック医薬品名でもあります。

● セフェム系（＝系統名）：セフェム系はセファゾリンナトリウムが属する抗菌薬のグループです。同じ系統の薬剤は似た特徴があります。

もっと身近な例として、これらをチョコレート菓子で考えてみましょう。「DARS™（ダース）」というチョコレートがありますね。そのなかで「白いDARS」で例えてみると、「白いDARS」は商品名に該当します。ホワイトチョコレートは成分名＝一般名ですね。チョコレート菓子＝系統名となり、大きく分けるとチョコレートとなります。

いかがでしょうか。少し薬の名前に馴染んでいただけましたでしょうか。

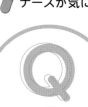

Q2 粉砕できない薬剤は、どうしたらいいの?

A なぜ粉砕してはいけないのかをまず確認し、他剤形に変更(錠→散剤など)するか、代替薬に変更します。困ったときは迷わずに薬剤師へ相談しましょう。

林　太祐

 作用の変化や、使用者に影響する薬剤は粉砕しない

　嚥下機能が低下した患者さんや、経鼻胃管、胃瘻からの経管投与時など、錠剤、カプセル剤、顆粒剤などは細かく粉砕し水に溶かして投与したり、とろみをつけて患者さんへ服用させたりといったニーズがあると思います。しかし、安易に粉砕してしまうと、期待どおりの薬効が出ない場合や、なかには患者さんや使用者、介助者に影響がある薬剤があるため、注意が必要です。

　ちなみに、顆粒剤とは粉末状の散剤よりも粒が大きく、大きさも揃っている薬の剤形の1つです。散剤と異なり、粒をコーティングすることができるため、苦みをマスキングしたり、腸で溶けるようコーティングしたり、徐放性コーティングを施すことができるため、

▼ 徐放性製剤のイメージ

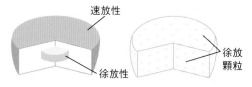

速放性
徐放性
徐放顆粒

粉砕するのは要注意です。

1. 作用に変化がある薬剤
1）徐放性が失われるもの
　徐放性製剤とは、内服後に薬剤が少しずつ体内に吸収されるように工夫された薬剤です。徐放化された薬剤は副作用の低減、効果の持続、1日の投与回数を減らすことができます。

　これらの薬剤は、錠剤を溶けにくい素材にしたり、胃で溶けにくいコーティングを施すような構造上の工夫がされています。**粉砕することにより、その構造が破壊されるため、徐放性が失われてしまいます。**結果として、血中濃度が過剰に上昇することで副作用の原因となったり、作用が早く切れてしまうことで症状が悪化したり、発作が起こることがあります。

2）安定性が損なわれるもの
　薬剤によっては、湿度や光に弱いものがあります。湿度に弱い薬剤としてL-アスパラギン酸カリウム（アスパラ®カリウム錠）、光に弱い薬剤としてワルファリンカリウム（ワーファリン錠）などがあります。これらの場合、

▼ 粉砕してはいけない薬剤（一例）

分類		一般名（主な商品名）
作用に変化がある（作用が増強・減弱する）薬剤	徐放性が失われる薬剤	・テオフィリン（テオドール®錠） ・ニフェジピン（アダラート®CR錠） ・バルプロ酸ナトリウム（デパケン®R錠） ・モルヒネ硫酸塩（MSコンチン®錠） ・ベラプロストナトリウム（ケアロード®LA錠） ・オキシコドン塩酸塩（オキシコンチン®錠）
	安定性が損なわれる薬剤	・L-アスパラギン酸カリウム（アスパラ®カリウム錠） ・ワルファリンカリウム（ワーファリン錠）
	吸収に影響がある薬剤	・オメプラゾール（オメプラール®錠） ・ラベプラゾールナトリウム（パリエット®錠） ・アスピリン（バイアスピリン®錠） ・エソメプラゾールマグネシウム（ネキシウム®カプセル） ・ランソプラゾール（タケプロン®OD錠）
使用者や介助者に影響がある薬剤	被曝する可能性がある薬剤	**性ホルモン薬** ・デュタステリド（アボルブ®カプセル） ・注射用ヒト絨毛性性腺刺激ホルモン（ゴナトロピン®注） ・ジエノゲスト（ディナゲスト®錠） **免疫抑制薬** ・シクロスポリン（ネオーラル®カプセル） ・タクロリムス（プログラフ®カプセル） ・アザチオプリン（イムラン®錠） **抗てんかん薬** ・バルプロ酸ナトリウム（デパケン®R錠） ・カルバマゼピン（テグレトール®） ・トピラマート（トピナ®錠）
	味が悪い、または刺激がある薬剤	**骨粗鬆症治療薬** ・アレンドロン酸ナトリウム（ボナロン®錠） ・ミノドロン酸（ボノテオ®錠） **その他** ・コハク酸ソリフェナシン（ベシケア®錠） ・メキシレチン塩酸塩（メキシチール®カプセル） ・シベンゾリンコハク酸塩（シベノール®） ・ゾピクロン（アモバン®）

いずれも錠剤をコーティングするか、錠剤を包装する素材に工夫をしています。

　このような薬剤は、あらかじめ包装から取り出して粉砕することが問題なので、**投与直前に取り出して粉砕することは問題はないで**しょう。

3）吸収に影響があるもの

　薬剤によっては胃酸に弱い、または胃障害の原因となるため、胃で溶けず腸で溶けるようにコーティングされたものがあります。それらを腸溶性コーティングといいます。

　また、エソメプラゾールマグネシウム（ネキシウム®カプセル）のように、腸溶性顆粒をカプセル剤に詰めたもの、ランソプラゾール（タケプロン®OD錠）のように腸溶性顆粒を錠剤にしたものなど、錠剤ではないもの（顆粒剤やカプセル剤）もあるため、注意が必要です。ネキシウム®やタケプロン®のように胃酸に弱い薬剤の場合は、効果がなくなります。

2. 使用者や介助者に影響がある薬剤
1）被曝する可能性があるもの

　粉砕時に発生する微細な粉を吸引することで、使用者や介助者、周囲の人へ影響のある薬剤です。抗がん薬全般、性ホルモン薬、免疫抑制薬、抗てんかん薬などの薬剤が該当します →Q127 。性ホルモン薬では生殖毒性があり、女性や小児に禁忌なものもあるため、注意が必要です。

どの薬剤にもいえることですが、病棟での**粉砕や脱カプセルは手袋・マスクなどを装着**して、**被曝を防ぐことが重要**です。

2）味が悪い、または刺激があるもの

薬剤のなかには、コーティングにより味や刺激を目立たなくしているものがあります。それらの薬剤を粉砕すると、非常に強い苦みや特異な臭い、刺激、しびれ感などが生じる場合があります。いずれも経口摂取の妨げになるため、注意が必要です。

ステロイドや抗菌薬は苦みが強い代表的な薬剤です。特に、アレンドロン酸ナトリウム（ボナロン®錠）、ミノドロン酸（ボノテオ®錠）などの骨粗鬆症治療薬は、強い刺激があり、時に食道潰瘍の原因にもなるため、**粉砕不可**とし、錠剤を服用して30分は横にならないよう注意します。コハク酸ソリフェナシン（ベシケア®錠）、メキシレチン塩酸塩（メキシチール®カプセル）は刺激があり、しびれなどの原因となります。

苦みや刺激は経管投与では問題にならないため、**投与経路についても考慮しておくことが重要**です。

*

実際は数多くの薬剤が粉砕による注意を要します。病棟で粉砕しなければいけない場合は、薬剤師へぜひ相談しましょう。

文献
1）日本がん看護学会, 日本臨床腫瘍学会,日本臨床腫瘍薬学会編：がん薬物療法における職業性曝露対策ガイドライン 2019年版.第2版, 金原出版, 東京, 2019.

\ Column /

くすりの情報はどこで入手する？

薬剤の情報は、製品に添付されている「添付文書」と、さらに詳しい「インタビューフォーム」が基本となります。

添付文書もインタビューフォームも医薬品医療機器総合機構（Pharmaceuticals and Medical Devices Agency：PMDA）のサイト（右記のQRコードより）、もしくは製造メーカーのサイトから入手できます。

添付文書は、いわば薬剤の「取扱説明書」です。用法用量から保管条件、副作用、相互作用など、基本的な情報が網羅されています。添付文書に記載されていることを守らない場合（例えば、禁忌なのに投与してしまったなど）は、刑事罰に問われる可能性があります。

インタビューフォームは、添付文書では記載しきれなかった、より詳しい情報を調べるときに用います。例えば、薬剤が体内に入ってから出るまでのメカニズムや、海外での発売状況などです。ページ数が膨大なため、印刷はしないほうが無難です。

いずれも、専門的な用語が多く、読みこなすにはある程度慣れが必要ですので、わからないことは素直に薬剤師に聞いてみるとよいでしょう。

錠剤を飲んですぐ吐いちゃった！ 再度飲ませるべきなの？

薬剤を服用してから嘔吐までの「時間」と嘔吐した「量」によって、対応が変わります。服用時刻と嘔吐時刻・量を記録しておくことが最も重要です。また、嘔吐した薬剤の種類にも注意しましょう。

林　太祐

 服用から嘔吐までの
時間・量を確認する

内服薬を服用直後から10分以内で嘔吐し、吐物の量が多い場合は、再度服用させてもかまいません。逆に30分以上経過している場合は、服用させないようにしましょう。

服用後10〜30分の間で嘔吐量が多い場合は、通常は服用させてかまいませんが、一部の薬剤が吸収されている可能性もあり、注意が必要です。

嘔吐量は絶対的指標があるわけではありませんが、成人の場合、食後なら胃液のみが出た場合は少量、胃液以外の食べ物が出たら大量と考えていいでしょう。小児の場合も、哺乳後・食後で、シーツや衣服が少し汚れるくらいなら少量、明らかに塊が出てきた、広範囲が汚れたなら大量と考えて対応します。

 ハイリスク薬や
抗がん薬は特に注意

ハイリスク薬 →Q9 を服用後に嘔吐した場合は、特に注意が必要です。ハイリスク薬は作用や副作用が強い薬剤であり、少量でも強い副作用が現れることがあるため、嘔吐後に再度服用させる場合は十分注意します。判断に迷う場合は、主治医や薬剤師へ相談しましょう。その際は服用から嘔吐までの時間、嘔吐量などを正確に把握することが重要です。

また、抗がん薬などの曝露に注意が必要な薬剤の場合、吐物の取り扱いにも注意します →Q127 。

▼ 服用後に嘔吐した場合の対応

時間 ＼ 嘔吐量	少ない	多い
服用直後〜10分以内	服用させない	服用させる
10〜30分以内	服用させない	服用させる、ただしハイリスク薬で注意が必要（判断に迷う場合は、主治医、薬剤師へ相談）
30分以上	服用させない	服用させない

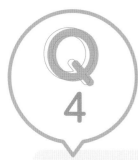

抗がん薬や制吐薬の投与順や投与速度は、どうすればいいの?

各施設のレジメンに従って、薬剤の投与順や投与速度を管理します。

井ノ口岳洋

がん薬物療法は、レジメンに則って投与する

レジメンとはがん薬物療法における、抗がん薬、輸液、支持療法薬の投与に関する時系列的な治療計画です。一般的には、アレルギー対策薬、制吐薬などの支持療法薬の投与後に抗がん薬の投与となります。

例えば、卵巣がんに対するTC(パクリタキセル＋カルボプラチン)療法の場合には表のような内容となります。

そのほか、抗がん薬の種類によっても投与順が決まっているものがあります。例えばパクリタキセル＋シスプラチン療法の場合は、パクリタキセルの排泄が遅れると副作用が出やすくなるため、パクリタキセルの次にシスプラチンを投与します。

投与速度が明確に決まっている薬剤もある

多くの薬剤で、添付文書に投与速度が明記されていない場合があります。一方で、一部の薬剤では明記されているものもあります。このような薬剤では、副作用の発現などを予防するため、決められた投与速度を守って投与します。

▼ TC療法の投与例

● 投与サイクル：3〜4週ごと、最大6コース

投与する抗がん薬

薬剤	投与量	投与速度	投与経路
パクリタキセル（PTX）	175〜200mg/m²	3時間	点滴静注
カルボプラチン（CBDCA）	AUC 5〜6	1時間	点滴静注

投与方法

● インラインフィルターを使用

投与日	投与順	投与内容（投与量）	投与経路	投与時間
1日目	①パクリタキセルのアレルギー対策	生理食塩液（50mL）+*d*クロルフェニラミンマレイン酸塩（ポララミン®注、5mg）+デキサメタゾンリン酸エステルナトリウム（デキサート®注、19.8mg）+ファモチジン注（ガスター®注、20mg）	点滴静注	30分
	②制吐薬	アロキシ®点滴静注バック（0.75mg）	点滴静注	30分
	③抗がん薬❶	生理食塩液（500mL）+パクリタキセル注（○mg）	点滴静注	3時間
	④抗がん薬❷	5%ブドウ糖液（250mL）+カルボプラチン注（○mg）	点滴静注	1時間
	⑤フラッシュ用	生理食塩液50mL	点滴静注	5分
2〜21（28）日目	投与なし			

▼ 投与速度が添付文書に明記されている抗がん薬（一例）

薬剤名	投与速度	理由
ゲムシタビン	30分	60分以上だと骨髄抑制や肝障害などの副作用が増強
大量シタラビン	3時間	短時間だと神経毒性、長時間だと骨髄抑制を生じやすい
ベバシズマブ	初回90分 2回目60分 3回目以降30分	インフュージョンリアクション対策のため
ビノレルビン	10分以内	長時間かかると静脈炎を生じやすい

＼ Column ／

支持療法って何のこと？

　　がん薬物療法では、さまざまな副作用が発現します。例えば、悪心や血球減少、口内炎、皮膚障害などです。これらの症状に対して用いる治療方法のことを「支持療法」と呼びます。悪心・嘔吐に用いる制吐薬、白血球減少に用いるG-CSF製剤（グラン®）、皮膚障害に用いるステロイド外用薬などがあります。また薬剤だけでなく、例えば頭髪がなるべく抜けないように頭を冷やすクライオセラピーも支持療法の一種です。

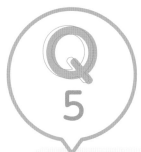

Q5 開通が必要な輸液製剤（高カロリー輸液）を開通せずに投与してしまったときは、どうすればいいの？

A ただちに投与を止めてください。その後、患者さんに気分が悪いなどの症状がないかを確認し、バイタルサインを測定しつつ、残液量を確認して医師へ報告しましょう。

林　太祐

安定性を保つために、成分を分割してある製剤

　高カロリー輸液や糖加低濃度アミノ酸輸液（ビーフリード®輸液など）、抗菌薬のバッグ型キット製剤は、2から4層に分割され、各層の成分が混ざり合わないように工夫されています。高カロリー輸液や糖加低濃度アミノ酸輸液は、ブドウ糖とアミノ酸の層（高カロリー輸液はビタミンや微量元素も）が分割されています。ブドウ糖とアミノ酸は長時間混合しておくと、着色反応（メイラード反応）が起こってしまいます。また抗菌薬は水に溶解すると不安定なものが多く、直前で混合するように、粉末と生理食塩液が2層に分割されています。

　これらの製剤は、直前に隔壁（各層を隔てている部分）を開通して、よく混ぜてから投与することを前提に作られています。

隔壁を開通しないと危険なリスクがある

　輸液製剤は、各製剤によって下層の組成が異なります。

　隔壁を開通せずに投与することで、高濃度の糖、電解質、アミノ酸が投与されることになり、以下のリスクが考えられます。

1. 高血糖、電解質異常を引き起こす
　開通を忘れることで、通常より高濃度の電解質や糖が静脈内に投与されてしまうため、高血糖、電解質の異常を引き起こす恐れがあります。

2. アミノ酸の急速投与により、悪心・嘔吐を生じる
　一般的にアミノ酸の投与速度が速い場合は、悪心・嘔吐の副作用が出やすいといわれています。そのため、アミノ酸の投与速度は10g/時前後が体内利用に望ましいとされています。

3. 予定した投与量・濃度が投与できない
　そもそも予定していた投与量・濃度の投与も難しくなります。

＊

　以上の点から、気づいた時点で投与を中止し、新しい製剤などへ変更するようにします。

▼ 輸液製剤の組成表

● 隔壁を開通しなかった場合は、下層の成分のみが投与される

分類	薬剤名	上層	下層	小室1	小室
高カロリー輸液	エルネオパ®NF	ブドウ糖	アミノ酸	ビタミン	微量元素
		電解質 (含カリウム)	電解質 (含カリウム)		
	フルカリック®	ブドウ糖	アミノ酸	ビタミン	
		電解質 (含カリウム)	電解質 (含カリウム)		
アミノ酸加総合 電解質液	ビーフリード®	アミノ酸	ブドウ糖液		
		電解質 (含カリウム)	電解質 (含カリウム)		
	アミグランド®	ブドウ糖	アミノ酸		
		電解質 (含カリウム)	電解質 (含カリウム)		

文献
1) 株式会社大塚製薬工場：医薬関係者向け情報サイト 医療用医薬品（輸液, ラコール, ツインライン等)・医療機器に関するよくある質問と回答.
https://www.otsukakj.jp/med_nutrition/qa/dikj/index.php?qaid=365（2020.5.10.アクセス）

▼ 輸液製剤の安全使用注意喚起ポスター

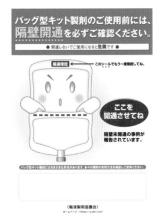

輸液製剤協議会：医療過誤防止に向けての取り組み 二槽バッグ（ダブルバッグ）製剤の隔壁未開通投与防止対策.
https://www.yueki.com/measure2/（2020.5.10.アクセス）より転載

\ Column /

高カロリー輸液の投与で注意したいCRBSIとは？

　　カテーテル関連血流感染（catheter-related blood stream infection：CRBSI）とは、血管内留置カテーテル挿入部位に起こる感染症です。高カロリー輸液は中心静脈（CV）カテーテルより投与を行いますが、以下に挙げるいくつかの微生物挿入経路と要因からCRBSIが生じます。❶カテーテル挿入部位の汚染（皮膚細菌叢）、❷輸液そのものの細菌汚染、❸ルート接続部（三方活栓など）の汚染、❹他の感染部位からの血行性の感染があり、また全経路に共通して、医療スタッフの手指と消毒薬の汚染も要因となります。

　　抗菌薬での治療は難しく、ルートの抜去が最も用いられる治療にはなりますが、ルートの再確保が難しい患者さんの場合は、どうしても抜去は避けたいということもあり得ます。CRBSIを予防するために、挿入部位の消毒や定期的な観察は最も重要なケアであるといえます。

Q6 造影CTを予定している患者さんは、糖尿病治療薬を飲んではいけないの?

A 2つの理由により気をつける必要があります。1つは造影剤との相互作用(相性)であり、もう1つは撮影部位による食事摂取制限です。

林 太祐

薬剤の相互作用に注意する

1. ヨード系造影剤の副作用

CT検査では撮影する画像をより鮮明にするために、造影剤が用いられることがあります。用いられる造影剤はすべてヨードを含んでいるため、ヨード系造影剤ともいわれます。

ヨード系造影剤は副作用として、ショック・アナフィラキシー、アレルギー(皮疹、咽頭浮腫、悪心・嘔吐など)、急性腎障害、喘息発作誘発など注意すべき副作用が多数あります → Q72 。

2. ヨード系造影剤と相互作用が起こりやすいビグアナイド系薬剤

糖尿病治療薬のビグアナイド系薬剤を服用している患者さんでは乳酸アシドーシスが起こりやすく、**注意が必要**とされています。乳酸アシドーシスは、もともとビグアナイド系薬剤の副作用であり、悪心・嘔吐、傾眠・嗜眠、心窩部痛、食欲不振、過呼吸、下痢、口渇などの症状が起こり、悪化すると致命的な状態になることもあります。

ヨード系造影剤による一時的な腎機能の低下が、ビグアナイド系薬剤の排泄を遅延させ、乳酸アシドーシスがより起こりやすくなるのではないかといわれています。

ビグアナイド系薬剤の休薬・再開するタイミング

ビグアナイド系薬剤の休薬・再開のタイミングは、各施設で少しずつ異なるため、注意が必要です。

再開については患者状態によりますが、48時間以上あける必要があります。これはどの施設もほぼ同じ基準です。

休薬については、緊急撮影か、腎障害があるかで対応が分かれます。緊急の場合は、ヨード系造影剤を使用してもよいことになっていますが、注意が必要ですので、医師によっては造影剤を使用しないと判断することもあります。**待機的撮影**では、腎障害の有無にかかわらず造影剤を使用予定の48時間前に休薬としている施設が多いようです。

本来は腎機能が正常な場合は、そこまで気をつける必要はないのですが、対応が複雑化するとミスの原因となるため、ルールを統一

▼ 臨床で用いられるヨード系造影剤（一例）

分類	造影剤（主な商品名）
非イオン性モノマー	・イオパミドール（イオパミロン®） ・イオヘキソール（オムニパーク®） ・イオベルソール（オプチレイ®） ・イオメプロール（イオメロン®） ・イオプロミド（プロスコープ®）
イオン性ダイマー	・イオトロクス酸メグルミン（ビリスコピン®）
非イオン性ダイマー	・イオジキサノール（ビジパーク®） ・イオトロラン（イソビスト®）
イオン性モノマー	・アミドトリゾ酸ナトリウムメグルミン（ウログラフイン®）
油性	・ヨード化ケシ油脂肪酸エチルエステル（リピオドール®）

▼ ヨード系造影剤との相互作用に注意したいビグアナイド系薬剤

● メトホルミン塩酸塩（メトグルコ®、エクメット®、メタクト®、メトアナ®、グリコラン®、イニシンク®）

● ブホルミン塩酸塩（ジベトス、ジベトンS）

▼ 造影CT検査で必要なビグアナイド系薬剤の休薬期間

造影CT検査

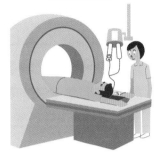

腎機能を確認後、再開する

| 検査前
48時間 | 造影CT
検査当日 | 検査後
48時間 |

休薬期間

化していることが考えられます。

他の糖尿病治療薬で生じる影響

　CT撮影の際、撮影当日は絶飲食となることも多いと思います。その場合は、多くの糖尿病治療薬では**低血糖**のリスクを考えて休薬

する必要があります。低血糖リスクの少ない薬剤もありますが、医師の指示に従うか、指示が出ていない場合は医師に確認するのがよいでしょう。

文献
1）日本医学放射線学会：ヨード造影剤（尿路・血管用）とビグアナイド系糖尿病薬との併用注意について. http://www.radiology.jp/member_info/safty/20181219.html（2020.5.10.アクセス）

\Column/

ヨード系造影剤を使用後の注意点は？

　ヨード系造影剤使用中は、ショック・アナフィラキシーに特に注意が必要です → Q72 。さらに、使用後数時間してから（時には数日後に）アレルギー症状が発現することがあるため、ヨード系造影剤使用後は患者状態をよく観察することが重要です。

　また腎障害も起こりやすいため、尿量にも注意します。糖尿病、心不全、肝不全などの患者さんでは、特に副作用が起こりやすいため注意しましょう。

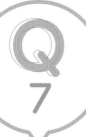

Q7 患者さんが眠れない…。こんなとき、睡眠薬はどれがいいの?

A 患者さんが即座に寝入り、そのままぐっすり、朝にはシャキッと目覚める――、そのような薬剤は、残念ながら存在しません。睡眠環境の工夫を行いつつ、適した薬剤を使い分けましょう。

林　太祐

患者さんの看護を行ううえで、排泄や睡眠は切っても切り離せないため、日々悩んでいる人は多いでしょう。特に、睡眠に関する問題が発生する夜間は、スタッフが少ないなかでケアを行わなくてはならず、多重業務となりやすく、インシデントやアクシデントが起こりやすい時間帯です。また、患者さんにあわない睡眠薬はふらつきや転倒、せん妄の発症など副作用の原因となります。

 まずは睡眠環境を調整する

睡眠の基本は、**睡眠環境を整えることです**。薬剤はあくまで補助的役割だということを忘れないようにしましょう。

睡眠衛生指導は入院患者さんに限らず、外来や在宅で医療を受けている患者さんにも当てはまることが多いと思います。

入院患者さんの場合は、日光を浴びたくてもベッド上安静であったり、どうしても昼寝しがちだったり、大部屋で環境が整わないなど、対応に苦慮するケースは多いと思います。また、高齢者は生活を変えることそのものが

難しく、日常の活動度が低下している場合が多いため、個々に応じた工夫とできることを1つずつ行うことが求められます。そのうえで睡眠薬をうまく利用することが重要です。

 睡眠薬の特徴をおさえる

1. ベンゾジアゼピン系薬剤について

以前はベンゾジアゼピン(BZ)系薬剤(BZ受容体作動薬)が多く使用されていましたが、近年では依存性、副作用の観点から使用を控えるようになりつつあります。その代わりに、p.17で後述する新規睡眠薬であるメラトニン受容体作動薬のラメルテオン(ロゼレム®)やオレキシン受容体拮抗薬のスボレキサント(ベルソムラ®)、レンボレキサント(デエビゴ®)などが、より安全に使用できることから少しずつ使用されるようになっています。

2. プラセボ効果

プラセボ効果(偽薬効果)とは、薬剤の成分が入っていない錠剤を服用したのに、薬剤の効果が現れたと錯覚することです。これは、

すべての医薬品で起こりえることですが、特に睡眠薬ではその効果が大きいといわれています。つまり、気の持ちようで効果が変わりやすい薬剤の1つであるといえるでしょう。

3. 効きめの強弱

薬剤の効果を示す言葉として、よく"強い""弱い"という言葉が用いられます。しかし、薬剤の効果はそう単純ではありません。例えば睡眠薬でいうと、入眠作用の強さ、作用時間の長さといった効果の一方で、呼吸抑制や筋弛緩作用、眠気の残存や前向性健忘、依存症といった副作用の側面があります。

単純な強弱で語るのが難しいのは、どの薬剤でも同じです。作用が強力な反面、副作用が強く出るものもありますし、作用の強さのわりに副作用はほとんどない薬剤もあります。

睡眠薬では、多くの場合、すみやかな入眠と中途覚醒しない薬剤を"強い"とする傾向があります。ただそういった薬剤は当然副作用も強く出るので、呼吸抑制やせん妄を起こしたり、翌日まで効果が残り転倒してしまったり、といったリスクがあります。患者さんの状態にあわせた薬剤の選択と使用、観察が求められます。

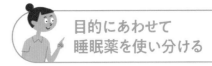

目的にあわせて睡眠薬を使い分ける

睡眠薬にはさまざまな種類があり、またほかの精神に作用する薬剤と混同されている場合も多いでしょう。

睡眠薬は大きく分けると作用する点の違いから、GABA$_A$受容体（γ-aminobutyric acid $_A$ 受容体）に作用する薬剤とその他に作用する薬剤に大別されます。またGABA$_A$受容体に作用する薬剤はBZ系薬剤と非BZ系薬剤に大別されます。

BZ系薬剤は、作用が強力な反面、ふらつき、筋弛緩作用などが問題になります。非BZ系薬剤は、筋弛緩作用が比較的少ないとされています。その他の薬剤は、より副作用が少ないといわれています。

作用時間をもとに大まかに超短時間作用型、短時間作用型、中間型、長時間作用型に分けることができます。

作用の長さは、消失半減期（半減期、T1/2） → Q90 と関連があります。半減期が短い薬剤ほど入眠導入に、半減期が長い薬剤は中途覚醒に対して用いられることが多いですが、半減期は血中濃度が半分になる時間であり、効

▼ 睡眠衛生指導

分類	指導内容
概日リズムの維持・強化	・毎日同じ時間に起床し、太陽の光を取り入れる ・就寝1〜2時間前にぬるめの温度で入浴する ・昼寝をするなら、午後3時までに20〜30分程度
生活習慣を見直す	・1週間単位で生活リズムを見直し、睡眠不足に注意する ・夕方以降の激しい運動や、興奮する行動を避ける ・就寝1〜2時間前はテレビ、パソコンなどは避ける
嗜好品に注意する	・就寝前4時間のカフェイン摂取は避ける ・就寝前1時間の喫煙は避ける ・夜中に目が覚めたときに喫煙しない、寝酒はしない ・就寝前に温かい飲みものを飲んでみる
就寝環境を快適にする	・明るさ、音、温度、湿度、換気を調節する ・寝具にも気を配る ・寝室を眠ること以外の目的に使用しない
睡眠にこだわりすぎない	・睡眠時間、不眠になる原因について考えすぎない ・就寝時間を生理的な睡眠可能時間にあわせる ・夜中に目が覚めても、時刻を確認しない

内山真, 内村直尚, 井上雄一, 他：一般診療における不眠マネジメントに関するコンセンサス・リポート. ねむりと医療 2010；3：45-66. より引用

果が半減する時間ではありません。半減期の時間が経過したから作用がなくなるとか、半減期に到達していないから効いているという保証はありません。

また、半減期はたいていの場合、健康成人からの算出データとなっているので、高齢者や合併症のある場合、体格が著しく平均から外れている場合などでは注意が必要です。

複数の睡眠薬を服用しても、効果はいまひとつ

基本的には、**睡眠薬は1種類の使用とする**ことが望ましいです。精神疾患を有する患者さんでは、どうしても複数の薬剤を使用するケースはありますが、特に精神疾患のない患者さんで複数の睡眠薬を使用することは、副作用（せん妄や転倒・転落、持ち越し効果、呼吸抑制）のリスクを増強するだけで、思っていたほど睡眠作用は増強されません。何度も睡眠薬を追加投与して、結局、朝方入眠したと思ったら、そのまま翌日の日中寝たまま、夜になってまた不眠という悪循環を経験したことがある人は多いと思います。

過量の睡眠薬を使用することが、患者さんにとって利益になるのかを慎重に検討することが重要です。

注意すべき副作用をおさえる

主にBZ系薬剤で問題となる副作用ですが、非BZ系薬剤でも、副作用は起こります。特に高齢者や合併症がある患者さんでは、副作用の発現頻度が高まります。いずれにせよ、睡眠薬の服用時は注意深く患者さんを観察することが重要です。

1. 持ち越し効果

主に作用時間の長い薬剤で起こる副作用です。翌日まで効果が残存し、目覚めが悪かったりボーっとしたりすることがあります。日中寝てしまうことで、また不眠になるという悪循環に陥ります。長時間作用型の薬剤を使用する際は、特に注意が必要です。

2. 呼吸抑制

BZ系薬剤で起こりやすく、最も注意すべき副作用の1つです。患者さんの呼吸状態がよくない場合や、他の呼吸抑制を生じる薬剤を併用している場合 → Q9 は患者状態をよく観察しましょう。

また過鎮静により、誤嚥を起こすことがあります。誤嚥による窒息、肺炎にも気をつけます。

3. ふらつき・転倒

筋弛緩作用が強い薬剤で注意すべき副作用です。入眠前、中途覚醒時、持ち越し効果発現時は特に注意しなくてはなりません。

4. 依存症

長期間BZ系薬剤を服用してきた患者さんは、依存症となっていることがあります。薬剤の急な中止で不眠や不安の増強、パニック発作などの離脱症状（退薬症状 → Q7 Column ）が出現するため、急な中断は可能な限り避けます。

5. 健忘・せん妄

睡眠薬を服用後に、起きたできごとや行動を覚えていないという症状が起こります。これは前向性健忘といって、注意すべき副作用の1つです。

また、BZ系薬剤はせん妄のリスクになるといわれており、そちらも注意が必要です → Q8 。

新しい睡眠薬では、依存性やせん妄リスクが少ない

ロゼレム®やベルソムラ®、デエビゴ®は、新規作用機序の睡眠薬です。これらの薬剤は、従来のBZ系薬剤や非BZ系薬剤より、依存性、せん妄の発生リスクが少ないといわれています。ただ、入眠作用はBZ系薬剤に慣れた患者さんだと、「いつもと違う」とか「作用が弱いかな」と感じる場合があるかもしれません。**自然な入眠に近い薬剤であることを説明する**とよいでしょう。

またBZ系薬剤を長期にわたり服用していた患者さんでは、せん妄のリスクがあるからといって、入院時にこれらの薬剤に安易に切り替えてはいけません。このような場合、退薬症状が出てしまい、せん妄、不眠、焦燥感が強くなってしまうことがあるため、注意が必要です。

抗精神病薬、抗うつ薬について

抗精神病薬と抗うつ薬は、どちらも睡眠薬の代用として用いられることがあります。しかし、これは適応外使用であり、濫用は慎まなくてはなりません。

1. 抗精神病薬

BZ系薬剤は【向】精神薬に分類されます。これらの薬剤は、麻薬及び向精神薬取締法により規制される薬剤であり、主に依存症が問題になる薬剤です。一方、【抗】精神病薬は統合失調症に用いられる薬剤で、幻覚・幻聴、妄想、興奮などに効果があります。代表的な薬剤として、定型と呼ばれる古典的なハロペリドール(セレネース®)、クロルプロマジン(コントミン®)、非定型とよばれるクエチアピンフマル酸塩(セロクエル®)、オランザピン(ジプレキサ®)、リスペリドン(リスパダール®)などがあります。

鎮静作用が強いこと、またせん妄を惹起しないことから、睡眠薬の代用として用いられることもあります。しかし本来は、前述したように統合失調症の薬剤であり、睡眠薬ではないため、**過度の鎮静による誤嚥やパーキンソニズムなどに注意**が必要です。

2. 抗うつ薬

抗うつ薬は、過去にはアミトリプチリン塩酸塩(トリプタノール)などの三環系抗うつ薬に代表される、比較的副作用の強い薬剤でした。しかし近年は、選択的セロトニン再取り込み阻害薬(SSRI)やセロトニン・ノルアドレナリン再取り込み阻害薬(SNRI)と呼ばれるセルトラリン塩酸塩(ジェイゾロフト®)、エスシタロプラムシュウ酸塩(レクサプロ®)、デュロキセチン塩酸塩(サインバルタ®)、ミルタザピン(リフレックス®)などが繁用されるようになりました。

これらの薬剤は、種類によっては鎮静、睡眠、抗不安作用などがあるため、睡眠薬の代わりに用いられることがあります。しかし本来の適応はうつ病であり、不適切使用はかえって興奮や焦燥を増強することがあります。また効果が出るまで通常は時間がかかるため、頓用での使用には向きません。

▼ 日本で使われている睡眠薬（一例）

分類		一般名 （主な商品名）	臨床用量 （mg）	消失半減期 （時間）	抗不安作用 筋弛緩作用	活性代 謝産物
BZ受容体作動薬	超短時間型	トリアゾラム （ハルシオン®）	0.125〜0.5	2〜4	+	+
		ゾピクロン* （アモバン®）	7.5〜10	4	−	−
		ゾルピデム*# （マイスリー®）	5〜10	2	−	−
		エスゾピクロン* （ルネスタ®）	1〜3	5	−	−
	短時間型	エチゾラム （デパス®）	0.5〜3	6	++	+
		ブロチゾラム （レンドルミン®）	0.25〜0.5	7	+	±
		リルマザホン （リスミー®）	1〜2	10	−	−
		ロルメタゼパム （エバミール®、ロラメット®）	1〜2	10	±	−
	中間時間型	フルニトラゼパム （サイレース®）	0.5〜2	24	+	+
		エスタゾラム （ユーロジン®）	1〜4	24	+	±
		ニトラゼパム （ベンザリン®、ネルボン®）	5〜10	28	+	±
	長時間型	フルラゼパム （ダルメート®）	10〜30	65	++	+
		ハロキサゾラム （ソメリン®）	5〜10	85	+	+
		クアゼパム# （ドラール®）	15〜30	36	±	±
メラトニン受容体作動薬		ラメルテオン （ロゼレム®）	8	1〜2	−	+
オレキシン受容体拮抗薬		スボレキサント （ベルソムラ®）	15〜20	10	−	−
		レンボレキサント （デエビゴ®）	5〜10	50		

無印：BZ系薬剤、＊：非BZ系薬剤、＃：ω₁選択性睡眠薬

田中春仁：知っておきたい睡眠薬の知識. 医事新法 2014；4731：45. をもとに作成

\ Column /

退薬症状って何？

　退薬症状とは、離脱症状とも禁断症状ともいわれます。身体依存を起こす、主に中枢神経系に作用する薬剤を急に中断することで引き起こされる症状です。身体依存とは、その薬物の摂取を断つことで、身体的に症状が発現する状態のことです。ベンゾジアゼピン系薬剤のほかに、モルヒネ塩酸塩などのオピオイド系鎮痛薬、アルコールなどの長期使用により生じます。

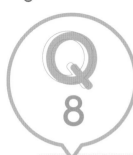

Q8 せん妄リスクのある薬剤には、何があるの?

A ベンゾジアゼピン系薬剤、抗コリン薬、オピオイド系鎮痛薬などが、せん妄を引き起こしやすいとされています。

林　太祐

 せん妄と認知症を鑑別する

せん妄とは、急激に生じる注意障害を中心とする精神神経症状を出す病態とされています。原因として、身体的な侵襲や機能の低下、がん、急激な環境の変化、加齢、その他さまざまな外的要因(薬剤や違法薬物、アルコールなど)があります。

せん妄になると意味不明な言動をとったり、興奮したり、幻覚が見えたり、点滴チューブなどを自分で抜いたり、安静が保てなかったりします。これらの症状は認知症とも似ており、区別が難しいケースはよくあります。せん妄と認知症の違いをおさえて対応しましょう。

せん妄は全身状態が悪い、侵襲があるなどの原因から意識が混濁した状況であり、急激に発症します。基本的に可逆性があり、身体症状の改善や環境に慣れると徐々に改善していきます。認知症でせん妄を合併することもあるので、注意が必要です。

 原因薬を急に中止するのは要注意

せん妄の治療は原因を突き止め、それを治療するか排除することを第一に考えます。

せん妄を引き起こす外的要因の1つに薬剤が挙げられます。特に、ベンゾジアゼピン(BZ)系薬剤はせん妄の原因となる薬剤として重要です Q7 。令和2年度診療報酬改定で、せん妄ハイリスク患者ケア加算が創設されましたが、そのなかでも「せん妄の原因となる薬剤」として挙げられています。

しかし前項でも述べたとおり、長期間にわたりBZ系薬剤を服用されている患者さんは、逆に薬剤を中止することで退薬症状 Q7 Column としてせん妄が発症してしまうので、むやみに中止するべきではありません。

原因の薬剤すべてにいえることですが、患者さんの状態、薬剤中止のリスクとベネフィットをよく勘案して対応することが求められます。

せん妄に対する薬物療法を行う

　せん妄のリスク因子を可能な限り排除しても、せん妄が起こってしまうことがあります。現在せん妄を適応症とした薬剤は多くありませんが、抗精神薬の一部はせん妄への使用が認められています。クエチアピンフマル酸塩（セロクエル®）、ハロペリドール（セレネース®）、ペロスピロン塩酸塩（ルーラン®）、リスペリドン（リスパダール®）について、「器質性疾患に伴うせん妄・精神運動興奮状態・易怒性」に対しては適応外使用を認めるとの通知が出ています。

　これらの薬剤以外にも、トラゾドン塩酸塩（レスリン®）、チアプリド塩酸塩（グラマリール®）などが用いられることがありますが、いずれの場合もせん妄を劇的に改善することは期待できません。薬剤を使用しても安心することなく、患者さんの状態を観察することが重要です。

文献
1) 伊勢雄也：がん患者の精神症状の緩和に用いられる薬の知識. エンドオブライフケア 2019；3(5)：60-64.

▼ せん妄の主な原因

直接因子
身体疾患、
薬剤（副作用または退薬症状）、
手術など

準備因子
脳血管障害既往、認知症、
高齢、せん妄の既往、
アルコール多飲、
重篤な身体疾患など

促進因子
身体的要因
（疼痛、便秘、尿閉、脱水、不動化、
ドレーン留置、拘束、視力・聴力低下）
睡眠（不眠、睡眠関連障害）、
精神的ストレス（不安、抑うつ）、
環境変化（入院、明るさ、騒音）など

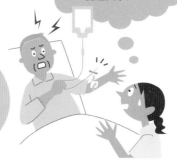

3つに分けて考えてみる
準備因子は？
直接因子は？
促進因子は？

▼ せん妄と認知症の違い

	せん妄（意識障害）	認知症（認知障害）
意識障害	あり（意識混濁）	なし
発症	急性〜亜急性	潜伏性があり緩徐
症状の持続期間	一過性で数日〜1週間程度	進行性で数か月〜年単位
症状の日内変動	あり（特に夕方〜夜間）	少ない
経過	多くは可逆性	不可逆性
急性の身体疾患	あり	なし

▼ せん妄の原因となりうる主な薬剤

GABA作動薬	●ベンゾジアゼピン系薬　●バクロフェン				
抗コリン作用を もつ薬剤	●アトロピン　●抗けいれん薬　●三環系抗うつ薬　●ジフェンヒドラミン ●点眼薬（アトロピン）　●トリヘキシフェニジル　●フェニトイン				
オピオイド性鎮痛薬	●オキシコドン　●フェンタニル　●ペンタゾシン　●モルヒネ				
H₂受容体拮抗薬	●シメチジン　●ファモチジン　●ラニチジン				
抗不整脈薬	●ジソピラミド　●プロカインアミド　●メキシレチン　●リドカイン				
降圧薬	●カプトプリル　●クロニジン　●メチルドパ　●レセルピン				
ドパミン作動薬	●アマンタジン　●ブロモクリプチン　●レボドパ				
β遮断薬	●チモロール　●プロプラノロール				
抗菌薬	●アミノグリコシド　●アムホテリシンB　●イソニアジド　●クロラムフェニコール　●スルホンアミド ●セフェム系　●テトラサイクリン系　●バンコマイシン　●メトロニダゾール　●リファンピシン				
抗ウイルス薬	●アシクロビル　●インターフェロン　●ガンシクロビル				
免疫抑制薬・ 抗がん薬	●L-アスパラギナーゼ　●シタラビン　●ダカルバジン　●タモキシフェン　●ビンクリスチン ●ビンブラスチン　●フルオロウラシル　●プロカルバジン　●メトトレキサート				
非ステロイド 抗炎症薬	●イブプロフェン　●インドメタシン　●スリンダク　●ナプロキセン				
交感神経刺激薬	●アンフェタミン　●アミノフィリン　●エフェドリン　●コカイン　●テオフィリン　●フェニレフリン ●フェニルプロパノールアミン				
その他	●エルゴタミン製剤　●ジギタリス製剤　●ステロイド　●バルビタール類　●リチウム ●副腎皮質刺激ホルモン（ACTH）　●モノアミン酸化酵素（MAO）阻害薬				

日本総合病院精神医学会せん妄指針改訂班編：せん妄の臨床指針（せん妄の治療指針第2版）．星和書店，東京，2015：22-23．より転載

\Column/

用法って、何のこと？

　薬剤の飲むタイミングのことを「用法」といいます。用法を守らないと、薬が吸収されない、吸収が増加し過ぎる、副作用が出てしまうなど、せっかく服用した薬剤が無駄になってしまいます。けれども、用法と一口でいっても、さまざまなタイミングがあり、混乱することもあると思います。

　表に示した以外にも、食事前1時間、食後2時間以上あけるなど、独自の用法がある場合があります。すべての薬剤の用法を覚えるのは大変ですから、疑問があれば薬剤師に相談してみましょう。

▼ 一般的な「用法」

食前	食事の20～30分前
食直前	食事の5分前～直前
食間	食事と食事の間で、食後2時間後とも表記される
食直後	食事終了から5分以内
食後	食事が終わってから30分後まで。食後となっている薬は食直後でも問題ない

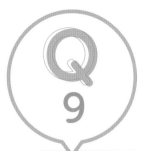

Q9 誤投与が特に問題となる薬剤には、何があるの?

A ハイリスク薬は、特に注意が必要です。また患者状態により、注意が必要な場合があります。

林　太祐

　薬剤の投与時は、いわゆる与薬の6Rを遵守しなくてはなりません。しかし、すべてにおいて完璧は不可能です。ですから、特に注意をすべき薬剤(ハイリスク薬)、そして特に注意すべき状態の患者さんについて理解して、薬剤を投与することが重要です。

▼ 与薬の6R

Right patient 正しい患者	・患者氏名、生年月日、性別、病棟名、診療科 ・薬剤の作用と患者の病態 ・アレルギーの有無
Right purposes 正しい目的	・なぜこの薬剤を投与するのか ・どの症状に対して用いるのか
Right drug 正しい薬剤	・薬剤名(商品名、一般名) ・薬剤区分(毒薬、劇薬、オピオイドなど) ・薬剤の形状 ・使用期限、貯法および保管状況
Right dose 正しい用量	・薬剤の単位、用量、濃度
Right route 正しい用法	・与薬可能な方法 ・指示された投与経路
Right time 正しい時間	・処方日、与薬時間、注射速度

誤投薬が問題となるハイリスク薬に注意する

　どのような患者さん(健常人も含む)にも強い影響を与える可能性のある薬剤を、ハイリスク薬として分類しています。これらの薬剤は誤投薬による影響が強く、特に注意が必要です。

　例えば、抗がん薬はさまざまな注意が必要ですが、投与量、投与間隔、特定の患者状態(特に妊娠の有無)、副作用の起こりやすさ、血管外漏出に注意が必要なことがわかります。

　これらの薬剤は、すべて健常人に投与してもなんらかの影響があるものばかりです。もし隣のベッドの患者さんに投与してしまったら…、本来投与すべき用量を超過していたら…、もし妊娠の可能性があるなら…、非常に重大な結果につながるため、十分注意します。

患者側のリスクもよく理解しておく

臓器障害(腎、肝、心など)・合併症(糖尿病、

	① 投与量などに注意が必要な薬剤	② 休薬期間の設けられている医薬品や服薬期間の管理が必要な薬剤	③ 併用禁忌や多くの薬剤との相互作用に注意を要する薬剤	④ 特定の疾病や妊婦などに禁忌である薬剤	⑤ 重篤な副作用回避のために、定期的な検査が必要な薬剤	⑥ 心停止などに注意が必要な薬剤	⑦ 呼吸抑制に注意が必要な注射薬	⑧ 投与量が単位(Unit)で設定されている注射薬	⑨ 漏出により皮膚障害を起こす注射薬
① 抗がん薬	◎	◎	○	◎	◎	○	○		◎
② 免疫抑制薬	◎	○	◎	◎	◎				
③ 不整脈用薬	◎		○	◎	○	○			○
④ 抗てんかん薬	○		◎	◎	○				
⑤ 血液凝固阻止薬	◎		◎	○	◎			○	
⑥ ジギタリス製剤	○		○		○	○			
⑦ テオフィリン製剤	○				○	○			○
⑧ カリウム製剤（注射薬に限る）	◎				○	◎			○
⑨ 精神神経用薬	○		◎	○	○		◎		
⑩ 糖尿病治療薬	○	○	○	○	○				
⑪ 膵臓ホルモン薬	◎	○						◎	
⑫ 抗HIV薬	○		◎	○	○				
⑬ 末梢性筋弛緩薬（注射薬）	◎			◎		◎	◎		
⑭ 鎮静・麻酔薬	◎			○		◎	◎		
⑮ オピオイド	◎	◎		○	○		◎		

◎：そのカテゴリーの薬剤で特に注意すべき点、またはほぼすべての薬剤で注意すべき点
○：そのカテゴリーの薬剤のなかで、一部の種類において注意が必要な点

横軸は厚生労働科学研究「『医薬品の安全使用のための業務手順書』作成マニュアル（平成19年3月）」においてハイリスク薬とされているもの、縦軸は診療報酬によりハイリスク薬として指定されている薬剤（⑬〜⑮は筆者追加）

高血圧、易感染状態）など、特定の状態にある患者さんに対しては、6Rを遵守しても薬剤の作用が強く出てしまうことがあります。また、普段はそれほど大きな影響のない薬剤でも、副作用が強く出てしまうことがあります。

　例えば呼吸状態が悪い患者さんに、呼吸抑制が起こる薬剤を投与すると、通常よりはるかに少ない量で呼吸抑制がかかってしまい、患者さんの命を奪いかねません。

　薬剤を投与するうえで重要な患者さんの状態についても理解しておくことが重要です。

　ここでは、各患者状態とその際に注意すべき薬剤の代表的なものを挙げます（せん妄については→Q8）。しかし、場合によっては患者状態が悪くても薬剤を使用せざるを得ないことがあります。ここに挙げる薬剤がすべてではないこと、場合によっては使用することがある点はおさえておきましょう。

1. 腎障害

多くの薬剤で腎機能の低下により血中濃度が上昇するため、すべての薬剤使用時に注意が必要です。薬剤の排泄が遅延することで副作用が起こりますが、ほとんどの薬剤がこれに該当します。

また腎臓を障害する作用が強い薬剤は、腎機能が低下した患者さんで特に注意が必要です。代表的な薬剤としてヨード系造影剤、MRI用造影剤、シスプラチン、メトトレキサート、非ステロイド抗炎症薬(non-steroidal anti-inflammatory drug：NSAIDs)などがあります。これらの薬剤投与時は、尿量や浮腫の出現などに注意しましょう。

2. 肝障害

多くの薬剤は肝臓で代謝されるため、腎障害と同様、すべての薬剤使用時に注意が必要です。

肝障害により薬剤の代謝が遅延されることで、副作用の可能性があります。また、薬剤そのものが肝障害をさらに悪化させるものがあります。

3. 心不全

循環動態に影響を与える薬剤や、心毒性のある薬剤では、特に注意が必要です。薬剤によっては、心停止に至るものもあります。

これらの薬剤投与時は、バイタルサイン、

心電図モニターなどを注意深く観察し、呼吸困難、浮腫などの心不全徴候を見逃さないことが大切です。

4. 呼吸不全

呼吸抑制を生じる可能性のある薬剤、鎮静作用のある薬剤で注意が必要です。これらの薬剤投与時は、バイタルサイン、心電図モニタなどを注意深く観察し、呼吸困難などを見逃さないことが大切です。

5. 周術期

周術期には感染症はもちろん、出血傾向、血栓傾向に注意が必要です。

出血傾向を示す抗凝固薬、血栓傾向を示す低用量ピルや骨粗鬆症治療薬などの薬剤は、観血的処置を実施する場合に、あらかじめ決められた日数中止をしないと、期待どおり薬

▼ 肝障害を引き起こす薬剤(一例)

- ・アセトアミノフェン(カロナール®、アセリオ®)
- ・ベンズブロマロン(ユリノーム®)
- ・アカルボース(グルコバイ®)
- ・フルタミド(オダイン®)
- ・小柴胡湯
- ・チクロピジン(パナルジン®)

▼ 心不全に注意が必要な薬剤(一例)

- ・カテコラミン類：アドレナリン、ノルアドレナリン、ドパミン塩酸塩、ドブタミン塩酸塩など
- ・抗がん薬：ドキソルビシンなどアントラサイクリン系、トラスツズマブ(ハーセプチン®)
- ・β遮断薬全般：心不全に適応のあるカルベジロール(アーチスト®)、ビソプロロールフマル酸塩(メインテート®)も含む
- ・不整脈治療薬全般
- ・糖尿病治療薬：ピオグリタゾン塩酸塩(アクトス®)、メトホルミン塩酸塩(メトグルコ®)
- ・抗リウマチ薬：生物学的製剤のインフリキシマブ(レミケード®)、エタネルセプト(エンブレル®)など

▼ 腎障害で注意が必要な薬剤(一例)

一般名(主な商品名)	注意したい副作用
メトホルミン塩酸塩(メトグルコ®)	乳酸アシドーシス
レボフロキサシン(クラビット®)	けいれん
プレガバリン(リリカ®) アシクロビル(ゾビラックス®)	意識障害
ダビガトランエテキシラートメタンスルホン酸塩 (プラザキサ®)	出血
エルデカルシトール (エディロール®)	高カルシウム血症
ファモチジン(ガスター®)	せん妄

効が消失しないものがあります。

免疫抑制薬を使用している場合は感染症に、ベバシズマブ（アバスチン®）など一部の抗がん薬を使用している患者さんでは、創傷治癒の遷延に注意が必要です。

6. 糖尿病

血糖を低下または上昇させる作用のある薬剤は注意が必要です。低血糖を起こす薬剤としてはインスリン、経口血糖降下薬 →Q76, Q117 などがあります。高血糖を起こす薬剤としては、ステロイド、抗精神病薬のオランザピン（ジプレキサ®）などがあります。

低血糖を起こす薬剤は使用した直後から血糖が下がり、急速に進行するとそのまま意識を失い危険な状態になるため、薬剤使用直後から患者さんの状態に注意します。

一方、高血糖を起こす薬剤はその日のうちに血糖が上昇することは少なく、また血糖が少し上昇しても、すぐには患者さんに自覚症状が現れず、重篤な状態にはなりにくいです。しかし、しばらく高血糖を放置すると、糖尿病性ケトアシドーシスになり、昏睡状態に陥ることがあります。患者さんには、退院後、外来通院時に多飲多尿やのどの渇き、倦怠感といった高血糖症状が出ていないか、定期的に確認するよう指導します。

7. 気管支喘息

喘息はアレルギー素因のある患者さんが多く、また気道狭窄が起こりやすいため、発作の原因となります。アスピリン喘息の原因となるNSAIDs、アレルギー反応を起こしやすいヨード系造影剤 →Q6 Column, Q72、β阻害薬などは発作を誘発するため注意が必要です。

前述の呼吸抑制を起こしやすい薬剤は、使用しないようにしましょう。

▼ 呼吸抑制が起こりやすい薬剤（一例）

- 鎮静・麻酔薬（プロポフォール）
- 筋弛緩薬（ロクロニウム、スキサメトニウム）
- オピオイド（モルヒネ、フェンタニル）
- ベンゾジアゼピン系薬剤（ジアゼパム、ミダゾラムなど）

▼ 術前に休薬が必要な薬剤（一例）

一般名（主な商品名）	休薬期間
アスピリン（バイアスピリン®、バファリン、タケルダ®、キャブピリン®）	術前7〜10日間
クロピドグレル硫酸塩（プラビックス®、コンプラビン®）	術前14日間
低用量ピル	術前1か月間
ラロキシフェン塩酸塩（エビスタ®）バゼドキシフェン（ビビアント®）	術前3日程度前
プラスグレル塩酸塩（エフィエント®）	術前14日間
ワルファリンカリウム（ワーファリン）	術前3〜5日間
ダビガトランエテキシラートメタンスルホン酸塩（プラザキサ®）	術前1〜4日間
リバーロキサバン（イグザレルト®）	術前1〜2日間
アピキサバン（エリキュース®）	術前1〜2日間
エドキサバントシル酸塩（リクシアナ®）	術前1〜2日間

▼ 糖尿病で注意したい薬剤（一例）

低血糖を起こす薬剤	・インスリン ・経口血糖降下薬：グリベンクラミド（オイグルコン®、ダオニール®）、グリクラジド（グリミクロン®）、グリメピリド（アマリール®） ・抗不整脈薬：シベンゾリンコハク酸塩（シベノール®） ・キノロン系抗菌薬：レボフロキサシン（クラビット®）
高血糖を起こす薬剤	・ステロイド ・抗精神病薬：オランザピン（ジプレキサ®） ・抗がん薬：ニボルマブ（オプジーボ®）、ペムブロリズマブ（キイトルーダ®）

▼ 易感染状態・感染症で注意が必要な薬剤（一例）

- 抗がん薬
- 免疫抑制薬：タクロリムス（プログラフ®）、シクロスポリン（ネオーラル®）
- ステロイド
- リウマチなどに用いる免疫抑制作用のある生物学的製剤：エタネルセプト（エンブレル®）、アダリムマブ（ヒュミラ®）
- 経口血糖降下薬

8. 易感染状態・感染症

免疫力が低下して、感染しやすい易感染状態と、現在感染症を発症している患者さんは感染症を悪化させる薬剤に注意が必要です。

ステロイドは重篤な感染性ショックを発症している場合は、パルス療法（薬を投与する期間と投与しない期間を繰り返す治療。ステロイドパルス療法の場合は、メチルプレドニゾロンを500〜1,000mg静注/日を3日間行う。パルス療法の間は経口のステロイドで治療を継続することが多い）として用いることがあるので、その場合は使用後に患者さんのバイタルサイン、尿量、意識レベルを十分観察することが重要です。

9. 妊婦・授乳

妊娠初期は妊婦へ薬剤を使ってはいけない、もしくは控えるべき時期（一部妊娠中後期に使用してはならない薬剤もある）のため、特に妊娠初期には注意が必要です →Q103 。ここに挙げたものはすべての薬剤を網羅しているわけではなく、妊婦には絶対安全な薬剤は存在しません。妊婦への薬剤の使用は、常に有益性とリスクを鑑みて行う必要があります。

妊婦に禁忌の薬剤として、最も重要な薬剤はサリドマイド（サレド®）、レナリドミド（レブラミド®）、ポマリドミド（ポマリスト®）で

す。サリドマイドは過去に催奇形性が社会的に問題になった薬剤であり、絶対に妊婦に投与してはなりません。

そのほかに代表的な薬剤を『産婦人科診療ガイドライン―産科編2020』より示すと、主には妊娠初期に投与禁忌が多いですが、一部中期や後期に禁忌の薬剤もあるので、時期だけで判断しないように注意しましょう。

授乳での注意として授乳中止を検討するものに抗がん薬、放射性ヨウ化ナトリウム、アミオダロン塩酸塩（アンカロン®）があります。抗てんかん薬や抗うつ薬、抗不安薬などは慎重に検討します。授乳中止を検討する薬剤は誤って使用しないように、慎重に検討する薬剤は可能な限り他剤への変更を検討します。

▼ 授乳婦に対して注意が必要な薬剤（一例）

	薬剤名
授乳中止を検討	・抗がん薬 ・放射性ヨウ素など治療目的の放射性物質 ・アミオダロン（抗不整脈薬）
授乳中の使用に際して慎重に検討	・抗てんかん薬 ・抗うつ薬 ・炭酸リチウム ・抗不安薬と鎮静薬 ・鎮痛薬（オピオイド） ・無機ヨウ素

日本産婦人科学会,日本産婦人科医会編：産婦人科診療ガイドライン 産科編2020.日本産婦人科学会事務局,東京,2020：73.より引用

▼ ヒトで催奇形性が報告されている薬剤

妊娠初期	・エトレチナート（チガソン®） ・カルバマゼピン（テグレトール®、他） ・サリドマイド（サレド®） ・シクロホスファミド（エンドキサン®） ・ダナゾール（ボンゾール®、他） ・チアマゾール（メルカゾール®） ・トリメタジオン（ミノアレ®） ・バルプロ酸ナトリウム（デパケン®、セレニカ®R、他）	・ビタミンA（大量）（チョコラ®A、他） ・フェニトイン（アレビアチン®、ヒダントール®、他） ・フェノバルビタール（フェノバール®、他） ・ミコフェノール酸 モフェチル（セルセプト®） ・ミソプロストール（サイトテック®） ・メトトレキサート（リウマトレックス®、他） ・ワルファリンカリウム（ワーファリン、他）
妊娠中・末期	・アミノグリコシド系抗結核薬（カナマイシン®注、ストレプトマイシン®注） ・アンジオテンシン変換酵素阻害薬：ACE-I（カプトプリル®、レニベース®、他） ・アンジオテンシンII受容体拮抗薬：ARB（ニューロタン®、バルサルタン、他） ・テトラサイクリン系抗菌薬（アクロマイシン®、レダマイシン®、ミノマイシン®、他） ・ミソプロストール（サイトテック®）	
妊娠末期	・非ステロイド抗炎症薬：NSAIDs（インドメタシン、ジクロフェナクナトリウム、他）	

アリスキレン（ラジレス®）、リバビリン（コペガス®、レベトール®）、レナリドミド（レブラミド®）も証拠はないものの、ヒトへの催奇形性・胎児毒性が強く疑われる

日本産婦人科学会,日本産婦人科医会編：産婦人科診療ガイドライン 産科編2020.日本産婦人科学会事務局,東京,2020：60-61.より引用

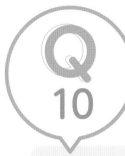

Q10 抗がん薬が血管から漏れたときは、どうしたらいいの?

A 抗がん薬の種類により対応は異なりますが、壊死性抗がん薬では特に注意が必要です。

井ノ口岳洋

 壊死性抗がん薬では、より迅速な対応が必要

ダウノルビシン（ダウノマイシン®）、ドキソルビシン（アドリアシン®）などのアントラサイクリン系、ビンクリスチン（オンコビン®）、ビノレルビン（ナベルビン®）などのビンカアルカロイド系、ドセタキセル（タキソテール®）、パクリタキセル（タキソール®）などのタキサン系抗がん薬は、壊死性抗がん薬に分類され、

少量の漏出でも強い痛みが生じ、組織壊死を生じる可能性があります。そのため、血管外漏出が疑われる場合には、ただちに抗がん薬の注入を止め、医師に報告し、ステロイドの塗布や局所注射を検討しましょう。

文献
1）佐々木常雄監修：がん薬物療法看護ベスト・プラクティス．照林社，東京，2020．
2）大石了三，池末裕明，伊藤善規編：がん化学療法ワークシート 第4版．じほう，東京，2012．

▼ 血管外漏出時の処置（一例）

① 抗がん薬の投与をただちに中断する
② 残存している抗がん薬を吸引除去し、ルートを抜去する
③ 患部を冷却する →Q121 （ただし、冷却が勧められない抗がん薬の場合は温める →Q122 ）
④ ステロイド局注やステロイド外用薬塗布を検討する
⑤ アントラサイクリン系抗がん薬はデクスラゾキサン（サビーン®）の投与を検討する →Q123

▼ 抗がん薬と血管外漏出のリスク分類（一例）

分類	一般名（主な商品名）
壊死性抗がん薬	・アントラサイクリン系：ドキソルビシン（アドリアシン®）、ダウノルビシン（ダウノマイシン®） ・ビンカアルカロイド系：ビンクリスチン（オンコビン®）、ビノレルビン（ナベルビン®） ・タキサン系：ドセタキセル（タキソテール®）、パクリタキセル（タキソール®）　　など
炎症性抗がん薬	・白金製剤：オキサリプラチン（エルプラット®）、シスプラチン（ランダ®） ・代謝拮抗薬：ゲムシタビン（ジェムザール®）、フルオロウラシル（5-FU）など
非炎症性抗がん薬	・分子標的治療薬：トラスツズマブ（ハーセプチン®）、ベバシズマブ（アバスチン®）　　など

抗がん薬以外の血管外漏出に注意したい薬剤については →Q120

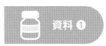 資料❶ ▼ 抗菌薬の略号 その1（一例）

	略号	一般名	主な商品名
数字	5-FC	フルシトシン	アンコチル®
A	ABK	アルベカシン硫酸塩	ハベカシン®
	ABPC	アンピシリン	ビクシリン®
	ABPC/MCIPC	アンピシリン・クロキサシリンナトリウム	ビクシリン®S
	ACV	アシクロビル	ゾビラックス®
	AGs	アミノグリコシド	アミノグリコシド系薬剤
	AMK	アミカシン硫酸塩	アミカシン硫酸塩
	AMPC	アモキシシリン	サワシリン®、パセトシン®
	AMPC/CVA	アモキシシリン・クラブラン酸カリウム	オーグメンチン®
	AMPH-B	アムホテリシンB	ファンギゾン®
	ATQ	アトバコン	サムチレール®
	AZM	アジスロマイシン	ジスロマック®
	AZT	アズトレオナム	アザクタム®
B	BAPC	バカンピシリン塩酸塩	ペングッド®
	BC/FRM	バシトラシン・フラジオマイシン硫酸塩	バラマイシン®
	BIPM	ビアペネム	オメガシン®
C	CAM	クラリスロマイシン	クラリス®、クラリシッド®
	CAZ	セフタジジム	モダシン®
	CCL	セファクロル	ケフラール®
	CDTR-PI	セフジトレンピボキシル	メイアクトMS®
	CEPs	セファロスポリン	セファロスポリン系薬剤
	CET	セファロチン	コアキシン®
	CETB	セフチブテン	セフテム®
	CEX	セファレキシン	ケフレックス®
	CEZ	セファゾリン	セファメジン®α
	CFDN	セフジニル	セフゾン®
	CFIX	セフィキシム	セフスパン®
	CFPM	セフェピム塩酸塩	マキシピーム®
	CFPN-PI	セフカペンピボキシル塩酸塩	フロモックス®
	CFTM-PI	セフテラムピボキシル	トミロン®
	CL	コリスチン	オルドレブ®、コリマイシン®
	CLDM	クリンダマイシンリン酸エステル	ダラシン®
	CMNX	セフミノクス	メイセリン®
	CMX	セフメノキシム塩酸塩	ベストコール®
	CMZ	セフメタゾールナトリウム	セフメタゾン®
	CP	クロラムフェニコール	クロロマイセチン®
	CPDX-PR	セフポドキシムプロキセチル	バナン®
	CPFG	カスポファンギン酢酸塩	カンサイダス®
	CPFX	シプロフロキサシン塩酸塩	シプロキサン®
	CS	サイクロセリン	サイクロセリン
	CTM	セフォチアム塩酸塩	パンスポリン®
	CTRX	セフトリアキソンナトリウム	ロセフィン®
	CTX	セフォタキシムナトリウム	セフォタックス®、クラフォラン®
	CVA	クラブラン酸	クラブラン酸
	CVA/AMPC	クラブラン酸カリウム・アモキシシリン	オーグメンチン、クラバモックス
	CXD	セフロキサジン	オラスポア®
	CXM-AX	セフロキシムアキセチル	オラセフ®
	CZOP	セフォゾプラン塩酸塩	ファーストシン®
	CZX	セフチゾキシムナトリウム	エポセリン®
D	DAP	ダプトマイシン	キュビシン®
	DKB	ジベカシン硫酸塩	パニマイシン®
	DLM	デラマニド	デルティバ®
	DMCTC	デメチルクロルテトラサイクリン塩酸塩	レダマイシン®
	DOXY	ドキシサイクリン塩酸塩	ビブラマイシン®
	DRPM	ドリペネム	フィニバックス®
E	EB	エタンブトール塩酸塩	エサンブトール®、エブトール®
	EM	エリスロマイシンステアリン酸塩	エリスロシン®
	EVM	エンビオマイシン硫酸塩	ツベラクチン®
	ETH	エチオナミド	ツベルミン®

（つづきは ➡ Q75、Q77 ）

注射薬の
混注・配合変化
に関するギモン

- 配合変化の代表例
  （アセリオ®、フェジン®、抗菌薬）
- 配合変化に注意したい薬剤
- 調製時に注意したい薬剤

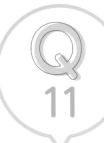

Q11 アセリオ®は、他剤と混注してはいけないの?

A アセリオ®は単独で投与する薬剤で、「他剤との混注は行わないこと」とされていますが、一部認められている薬剤があります。

渡邉裕次

できるだけ単独投与が望ましい薬剤

　アセトアミノフェン静注液（アセリオ®）は、アセトアミノフェンを含有する国内唯一の点滴製剤です。これまでアセトアミノフェンは錠剤や散剤、坐薬しかありませんでしたが、医療上の必要性が高い医薬品として厚生労働省の要請を受け、2017年に販売されました。

　アセリオ®の添付文書には、「他剤への混注はしないこと」と明記されています。そのため、発売当初は単独で投与する薬剤でした。その後、製造販売元より配合変化表が作成され、一部の薬剤に関しては、他剤との配合が認められました。しかしながら、基本的には添付文書に則るので、単独で投与可能な状況であれば、それに越したことはありません。どうしてもラインがない状況などは、製造販売元が出している配合変化表[1]を参考に側管からの投与を考慮します。ここに掲載のない薬剤の場合、アセリオ®は15分で投与終了する薬剤なので、その間はメインを止めて、投与前後に生食フラッシュを行います。また、配合不可の薬剤もあるので注意しましょう。

文献
1) テルモ株式会社：アセリオ®静注液1000mgバッグ配合変化表.
https://www.terumo.co.jp/medical/drug/upload_files/haigou_acelio_17T208.pdf(2020.5.10.アクセス)

▼ アセリオ®と配合不可の薬剤（等量混合試験結果より）

薬効分類	薬剤名（商品名）	主成分	試験濃度	配合直後		30分後	
				外観	pH	外観	pH
全身麻酔薬	イソゾール®注射用0.5g	チアミラールナトリウム	25mg/mL	淡黄色澄明	9.13	淡黄色白色沈殿	9.41
	ラボナール®注射用0.3g	チオペンタールナトリウム	25mg/mL	混合後徐々にゲル状、その後白色沈殿	—	白色沈殿	—
催眠鎮静薬	セルシン®注射液5mg	ジアゼパム	5mg/mL	混合後白濁、振とう後淡黄色澄明	5.81	淡黄色白濁	5.81

テルモ株式会社：アセリオ®静注液1,000mgバッグ配合変化表.
https://www.terumo.co.jp/medical/drug/upload_files/haigou_acelio_17T208.pdf(2020.5.10.アクセス)より引用

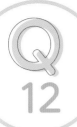

フェジン®とビーフリード®を投与するとき、配合変化はどうなるの?

 配合は不適です。やむを得ず同一ルートから投与する場合は、いったんビーフリード®を止めて、5%ブドウ糖液で前後フラッシュしたうえで、フェジン®を側管から投与します。

渡邉裕次

 配合可否はpHからおおよそ推測できる

含糖酸化鉄（フェジン®）は、鉄欠乏性貧血の治療薬として知られています。この薬剤はコロイド性鉄剤として溶液中に存在し、pH9.0〜10.0のアルカリ性を示すため、**酸性領域のものや、電解質を含む溶液と配合すると、混濁や結晶析出が起こりやすくなり、配合は不適**とされています。

▼ 同一ルートから投与する方法
● いったんビーフリード®を止め、5%ブドウ糖液で前後フラッシュする

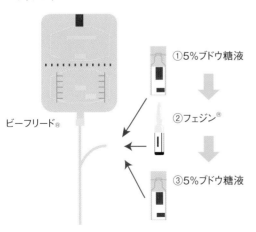

ビーフリード®

①5%ブドウ糖液

②フェジン®

③5%ブドウ糖液

ビーフリード®はアミノ酸や電解質を含んだ輸液製剤であり、末梢静脈から投与することが可能です。この製剤は、上室と下室に分かれており、上室がpH約6.8、下室がpH約4.0、混合時のpHは約6.7（酸性）とされています。

この2種類の薬剤を混合した場合、本来アルカリ性のフェジン®が酸性領域へ傾き、かつ、ビーフリード®は電解質を含んでいる溶液のため、配合には不適と考えられます。

 同一ルートから投与する場合は前後フラッシュを

血管が細く、ラインがもう取れないなどの状況では、フェジン®は2分以上かけて投与すれば問題ないため、いったんビーフリード®のラインを止め、その側管から電解質を含まない5％ブドウ糖液などで前後フラッシュさえすれば、フェジン®は投与可能です。

文献
1) 石井伊都子監修:注射薬調剤監査マニュアル2018. エルゼビア・ジャパン, 東京, 2018.

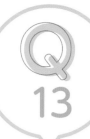

Q13 メインの側管から抗菌薬を投与することはできるの?

A 生理食塩液や、一部リンゲル液は投与可能なものもありますが、抗菌薬は糖液やアミノ酸と配合変化を起こすものが多いので、そのつど薬剤師へ確認しましょう。

渡邉裕次

外観は変わらずに配合変化が起こることもある

　点滴ルートが確保されている場合、抗菌薬をその側管から投与できれば、業務が簡略化されます。しかし一部の抗菌薬は、糖液やアミノ酸と配合すると、外観上の変化はないものの、力価(生物学的な作用を示す量。つまり、薬の強さの指標)の低下を招くものがあります。

　例えば、腎不全時に使用されるアミノ酸輸液(キドミン®輸液)は、抗菌薬のメロペネム(メロペン®)との配合が好ましくありません。製造販売元が出している配合変化表[1]には、24時間後も外観変化がなく、配合可の印象を受けますが、メロペン®のインタビューフォームを確認すると、キドミン®200mLにメロ

▼ メロペン®の配合変化

● メロペン®2gにキドミン®200mLを混合時

時間	混合直後	1hr	3hr	6hr	24hr
外観		無色透明			微黄
残存力価	−	86.5	77.1	64.0	23.1

pHについては、著しい変動は認められない

▼ メロペン®と配合できない主な輸液

- アミノレバン®
- アミパレン®
- キドミン®
- ネオアミユー®
- モリプロン®F

> これらの薬剤は混合1時間後の時点で、力価が90%以上低下=配合に適さない!

ペン®2gを配合した場合、1時間後の外観変化はありませんが、力価が86.5%まで低下します。配合により白濁や沈殿を生じるものは、明らかに配合不可とわかりますが、このように外観上の変化がないにもかかわらず、力価が低下するため、配合不可の組み合わせもあります。

　もちろん、外観上の変化もなく、力価の低下も起こらない組み合わせもありますので、抗菌薬の投与に迷った際は、薬剤師へ相談してみましょう。

文献
1) 株式会社大塚製薬工場：キドミン®輸液配合変化表.

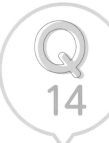

エフオーワイ®は、ソルデム®3Aに混注できるの?

可能です。エフオーワイ®は配合変化を起こしやすいため、混注時は組み合わせに注意しましょう。

渡邊裕次

配合変化を起こしやすい注射薬

　タンパク分解酵素阻害薬のガベキサートメシル酸塩（エフオーワイ®）は、配合変化が多いことで知られている注射薬です。そのため、添付文書では、「他の注射剤（抗生物質製剤、血液製剤等）と配合した場合に、混濁等の配合変化を起こすことがあるので注意すること。また、アミノ酸輸液、アルカリ性の薬剤及び添加物として亜硫酸塩を含有する薬剤と配合した場合、分解等の配合変化を起こすことがあるので注意すること」と記載があります。ブドウ糖－電解質液（維持液）（ソルデム®3A）はこれらには該当しないため、混注が可能です。

　エフオーワイ®と混注可能な薬剤を表に挙げますが、あくまで先発品のエフオーワイ®での配合試験のため、後発品のガベキサートメシル酸塩を使用する場合は、必ずしも同じ結果になるとは限りません。単独のルートが確保できる場合は、そちらからの投与をお勧めします。詳しくはインタビューフォームを確認しましょう。

▼ エフオーワイ®と混注できる・できない薬剤（一例）

○ 混注できる	溶解後24時間まで安定	・ヴィーン®D・F・3G ・グリセオール®注 ・ソリタ®T1・T3・T3G、 ・ソルデム®1・3A ・低分子デキストランL注 ・ブドウ糖液5%・10%・20%・50% ・ラクテック®
	溶解後2時間まで安定	・エルネオパ®NF1号・2号 ・フルカリック®1号・2号・3号
✕ 混注できない		・ビカーボン® ・アミノレバン® ・キドミン® ・ビーフリード® ・モリプロン®F

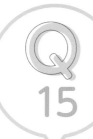

エルネオパ®NFに カルチコール®を混注できるの?

 1,000mLのエルネオパ®NFであれば、カルチコール® 注射液8.5%を3A（30mL）まで混注可能です。

渡邉裕次

 少量であれば 沈殿を生じることはない

中心静脈栄養キット製剤（糖・電解質・アミノ酸・ビタミン・微量元素配合）（エルネオパ®NF）は、中心静脈栄養としてよく知られた点滴です。低カルシウム血症が起こったときに、グルコン酸カルシウム（カルチコール®）で補正することがありますが、カルチコール®はクエン酸塩、炭酸塩、リン酸塩、硫酸塩、酒石酸塩などを含む製剤と配合した場合、沈殿を生じることがあるため配合を避ける必要があります → Q24 。

エルネオパ®NFにはクエン酸塩などが含まれているため、一見すると配合不可に感じます。しかしながら、1,000mLの輸液に対しクエン酸塩は少量しか含まれていないため、エルネオパ®NF1号、2号1,000mLに対し、カルチコール®注射液8.5%を3A（30mL）までなら沈殿を生じることなく混注できます。

 無菌性を保つために、できるだけ単独投与したい

エルネオパ®NFは上室と下室に分かれており、投与直前に開通することにより、無菌操作のまま患者さんへ投与することが可能な薬剤です → Q5 。病棟で他剤を混注するということは、この無菌性が保たれなくなる恐れがあります。別のラインが取れないなどの条件でなければ、できる限り混注せず、それぞれ単独で投与することをお勧めします。

また、同じような栄養剤でも、ビタミンB₁加末梢静脈栄養用輸液製剤（ビーフリード®）は末梢から投与可能な静脈栄養剤ですが、カルチコール®などのカルシウム製剤を混注すると白濁することがあり、こちらは混注不可です。過去に死亡例も出ているため、気をつけましょう。

文献
1）株式会社大塚製薬工場：エルネオパ®NF1号輸液配合変化表.

オザグレルは混注できるの？
配合変化はどうなるの？

Q 16

A カルシウムを含む輸液に直接混注しなければ、メインに混注も可能です。

渡邉裕次

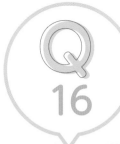

そのまま混注すると
白濁を生じる

オザグレルナトリウムはカタクロット®やキサンボン®で知られる、脳卒中でよく使用される薬剤です。

クモ膜下出血の術後に生じる脳血管攣縮および、これに伴う脳虚血症状の改善には、オザグレルナトリウムとして80mgを24時間かけて投与し、脳血栓症（急性期）に伴う運動障害の改善には、1回80mgを2時間かけて、

1日2回投与します。適応症によって投与量が違うので、あわせて覚えておきましょう。

配合変化では、カルシウムを含む輸液と混合した場合は白濁を生じるため、配合不可です。しかし、生理食塩液や注射用水など、カルシウムを含まない輸液で溶解した後であれば、カルシウムを含む輸液と混注が可能です。その際の注意点として、オザグレルナトリウム80mgに対し、輸液は300mL以上に希釈しなければなりません。その点さえ注意すれば、メインに混注することも可能です。

また、投与時間が決められた薬剤なので、しっかりと守らなくてはなりません。

▼ 脳卒中領域でよく使用される薬剤の配合可否

 配合できる
・ファスジル塩酸塩（エリル®）
・濃グリセリン（グリセオール®）
・低分子デキストラン
・ヘパリン
・アルガトロバン（ノバスタン®HI）
・硝酸イソソルビド（ニトロール®）
・ニトログリセリン（ミオコール®）
・エダラボン（ラジカット®）

✖ 配合できない
・ニカルジピン塩酸塩（ペルジピン®）

混注直後に白濁

文献
1）石井伊都子監修：注射薬調剤監査マニュアル2018.エルゼビア・ジャパン,東京,2018.

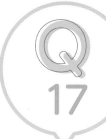

マグセント®は混注できるの？配合変化はどうなるの？

一般的な輸液なら、ほぼ配合できます。

渡邊裕次

 よく使われる輸液であれば、配合変化の影響は少ない

硫酸マグネシウム・ブドウ糖配合(マグセント®)は、切迫早産における子宮収縮の抑制や、重症妊娠高血圧症候群における子癇の発症抑制および治療に使用される薬剤です。主成分は硫酸マグネシウムであり、添付文書上ではサルファ剤などを含む製剤と混合した場合、**沈殿を生じることがあるので混合を避けること**とされています。

しかし、一般的に使用される輸液にはサルファ剤が含まれていない、もしくは含まれていても微量なため、配合に影響を及ぼすことはありません。そのため、メインとしてよく使用される輸液(KN3号、ヴィーン®D・F、ソルデム®3A、フィジオ®、ラクテック®など)であれば、**側管から投与しても問題ありません**。

妊婦に薬剤を投与する場合は、胎児に影響が出ることがあるため、特に注意が必要です。催奇形性がある薬剤はもちろん投与禁忌です

が、妊娠週数によって投与可・不可が異なる薬剤もあり、妊娠中も投与継続したほうがいい薬剤もあります →Q9、Q103。

病棟でよく使用される鎮痛薬や睡眠薬にも一部投与不可のものもありますので、使用前に一度薬剤師へ相談してみましょう。

▼ **添付文書上、マグセント®と混合できない成分(一例)**

- サルファ剤
- アルカリ炭酸塩・重炭酸塩
- 酒石酸塩
- 可溶性リン酸塩
- ヒ酸塩
- 臭化カリウム
- 臭化アンモニウム
- 水酸化アルカリ
- カルシウム塩
- サリチル酸塩
- アミノフィリン

> これらを含む製剤と混注すると、沈殿を生じることがある

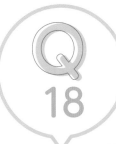

エルネオパ®NFとイーケプラ®、セファゾリン、フェジン®の配合変化はどうなるの?

薬剤の性質を知ることで、配合不可の組み合わせも同一ラインで投与可能です。

渡邉裕次

薬剤の性質にあわせた投与で、配合変化を防ぐ

エルネオパ®NFは中心静脈栄養剤として、経口摂取ができなくなった患者さんに広く使用される点滴です。この薬剤は24時間継続して投与し続けるため、ラインが1本占有されています。その側管からさまざまな薬剤を投与することは、非常に合理的ではありますが、注射薬の場合は**配合変化が起こるため、すべてを側管から投与することはできません**。ただし、個々の薬剤の性質を知っていれば、配合変化を回避できる可能性があります。

1. 生理食塩液でフラッシュする薬剤

レベチラセタム（イーケプラ®）は比較的安全性の高い抗てんかん薬として、臨床でよく使用されます。この注射薬は点滴時間が15分と決まっており、短時間で投与が完了します。そのため、メインとなるエルネオパ®NFをその間だけ停止し、投与前後に生理食塩液（生食）でフラッシュしてから投与すれば、ラインは1つで投与可能です。

セファゾリンナトリウムを含む抗菌薬全般は、糖やアミノ酸との相性が悪く、配合時の外観変化は認めないものの、力価の低下を招くものがあります → Q13 。幸い、抗菌薬は30〜60分で投与完了する薬剤が多いので、こちらも投与前後の生食フラッシュで対応可能です。

2. ブドウ糖液でフラッシュする薬剤

含糖酸化鉄（フェジン®）は、鉄欠乏性貧血によく使われる注射薬です。この薬剤はコロイド化されており、生食などの電解質と相性が悪く、**希釈時はブドウ糖液を使用します**。

また、投与も緩徐に静注すればよいので、最も短時間で投与完了します。しかし、**前後フラッシュはブドウ糖液で行わなくてはいけません** → Q12 。

*

このように、それぞれの薬剤の性質を知っていれば、配合不可の組み合わせでも1つのラインで対応可能になります。ただ、**短時間で投与完了する薬剤でしか対応できないので**、投与時間が2〜3時間かかるような注射薬に関しては、薬剤師へ相談しましょう。

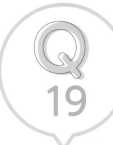 調製に溶解液が必要な製剤（フィブロガミン®Pなど）では、溶解は蒸留水で代用できるの？

 一部例外はありますが、代用できる場合がほとんどです。

渡邉裕次

 専用溶解液がなければ、蒸留水でも代用可

　乾燥濃縮人血液凝固第XIII因子（フィブロガミン®P）は、**血液凝固第XIII因子が欠乏している患者さんの出血傾向を改善する薬剤**です。

　注射薬には、バイアルのなかに粉末だけが入った製剤（凍結乾燥製剤）があります。これはそのままでは使用することはできないため、溶解する必要があります。フィブロガミン®Pには溶解液4 mLが添付されており、溶解後に必要量を取り、緩徐に静注します。その際の注意点として、フィブロガミン®Pは泡立ちやすいため、**溶解液注入後は泡立たないように混和します。**

　このような溶解液は注射用水と呼ばれ、なかには蒸留水が入っています。ですから、たとえ注射用水が入っているバイアルやアンプルを落として割ってしまったとしても、蒸留水が手元にあれば、それで溶解も可能です。

　溶解液には注射用水が添付されていることがほとんどですが、エポプロステノールナトリウム（フローラン®）という注射薬のように、注射用水でもなく、生理食塩液でもなく、その薬剤を溶解するための専用の溶解液が添付されているものもあるので、注意が必要です。

　また、凍結乾燥製剤でも溶解液が添付されていないものもありますが、その場合はほとんどの薬剤が、蒸留水や生理食塩液で溶解可能となっています。

▼ **製剤によって異なる溶解液（一例）**

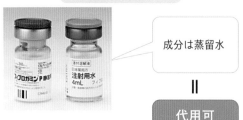

フィブロガミン®P

成分は蒸留水

＝

代用可

（写真提供：CSLベーリング株式会社）

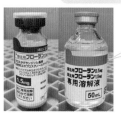

フローラン®

成分はグリシン、塩化ナトリウム、水酸化ナトリウム

＝

代用不可

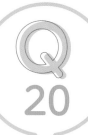

アムビゾーム®の調製方法はどうしたらいいの?

A 蒸留水で溶解した後、フィルターを使用して5%ブドウ糖液に溶解します。

渡邉裕次

複雑な手順を守って調製・投与する

アムホテリシンB（アムビゾーム®）は、抗真菌薬であるアムホテリシンBをリポソームと呼ばれる脂質小胞の脂質二分子膜中に封入した薬剤です。このリポソームがあるおかげで、従来問題となっていた腎障害、低カリウム血症、発熱などの副作用を軽減することが可能となりました。しかし、そのために**調製方法が非常に複雑**です。

1. 蒸留水で溶解する

まず、アムビゾーム®を溶解する際、注射用水（注射用蒸留水）を1バイアルあたり12mL使用します。これは生理食塩液などの電解質溶液と配合すると、薬液に濁りが生じてリポソームの分散性が低下するためです。

2. フィルターを用いて混注する

注射用水注入後、アムビゾーム®は非常に溶けにくい薬剤のため、激しく振り混ぜます。このとき黄色い半透明な薬液ができ上がりますが、完全に溶解しているかどうか、見分けがつきにくいため、シリンジで吸い上げた薬液は、溶け残りを混注しないように**必ず添付のフィルターを用いて5％ブドウ糖液に混注**します。

ブドウ糖以外の輸液で希釈すると、溶解した本剤の分散状態に影響します。このため、**輸液ラインを使用する際は必ず、ブドウ糖液でプライミングするか**、すでにほかの薬剤を投与しているラインを使用する場合は、必ず前後で5％ブドウ糖液によるフラッシュが必要となります。

*

初めて調製する際は注意が必要なので、調製方法をよく理解しておきましょう。

▼ アムビゾーム®調製時のポイント

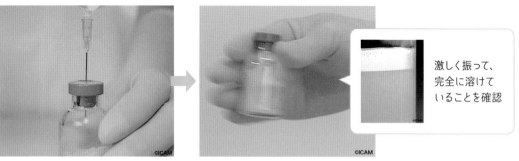

激しく振って、
完全に溶けて
いることを確認

①バイアルに注射用水を注入し、完全に溶解する

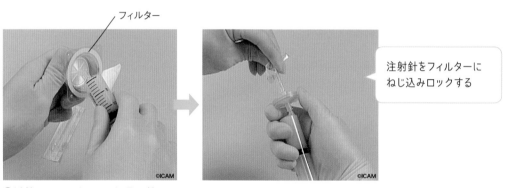

フィルター

注射針をフィルターに
ねじ込みロックする

②添付フィルターをシリンジに取り付ける

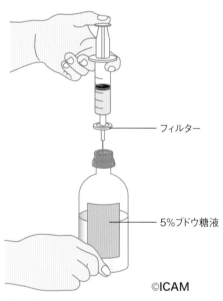

フィルター

5%ブドウ糖液

©ICAM

③5%ブドウ糖液に希釈する

（写真・イラスト提供：大日本住友製薬株式会社）

Part

2

投与
に関するギモン

- 剤形について
- 投与速度について
- オピオイドの投与
- 抗がん薬の投与
- その他の製剤

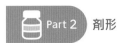

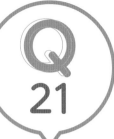

Q21 錠剤の内服が困難な場合は、どうやって飲ませたらいいの？

A 剤形の変更や簡易懸濁法が選択肢になります。それぞれの特徴をふまえて検討しましょう。

渡邉裕次

剤形を変更してみる

　内服薬は一般的に錠剤ですが、近年、配合薬や抗がん薬などでは、比較的サイズが大きい薬剤があります。嚥下機能の低下した高齢者や、小児では服用が困難な場合があり、そのような際には剤形の変更が必要となります。散剤や口腔内崩壊錠（OD錠）が販売されていれば、そちらが推奨されます。

　しかし、嚥下や矯味の関係で、必ずしもそれが正しいとは限りません。例えば、プレドニゾロン（プレドニン®）は錠剤のほかに散剤もありますが、非常に強い苦みがあり、小児には服用は難しい剤形となっています。幸いにもプレドニン®自体は小さい錠剤ですので、錠剤のまま飲めるのであれば、そのまま服用したほうが飲みやすい場合もあります。

錠剤を粉砕する

　散剤がない場合、粉砕が可能であれば、錠剤を粉砕して服用することも可能です（粉砕

の可否については → Q2 ）。しかしこの場合も、シベンゾリンコハク酸塩（シベノール®）やゾピクロン（アモバン®）などは、苦味を錠剤でコーティングしてあり、粉砕すると非常に苦みが強くなるため、あまりお勧めしません。

湯水に溶かし液状にする

　簡易懸濁法とは、常温と熱湯の水を約1：1の割合で混ぜ、50〜60℃程度に調製したものに薬剤を入れて溶かす方法です。内服薬を胃瘻などから経管投与する場合に利用を考慮します。この方法もできる薬剤とできない薬剤があるので、詳しくは薬剤師に確認するとよいでしょう。

▼ 口腔内崩壊錠の溶解

● 口腔内崩壊錠は、口腔内ですみやかに溶け、唾液のみ(水なし)で服用できる

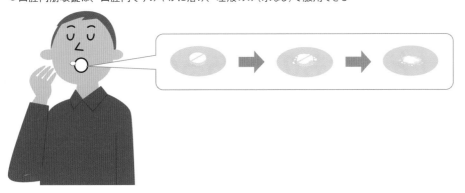

▼ 簡易懸濁法

①シリンジに錠剤・カプセル剤をそのまま入れ、50〜60℃程度の湯水(常温水と熱湯を約1:1の割合で混ぜる)を入れる

②10分間放置後、よく撹拌させて懸濁を確認し投与する(薬剤の安定性上、10分以上は放置しない)

③経鼻胃管や胃瘻カテーテルにシリンジを接続し、②の薬液を注入する

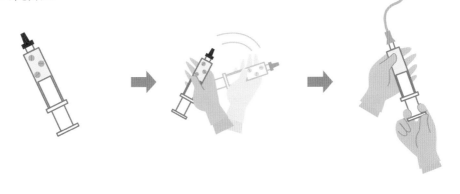

\Column/

薬剤をうまく飲めない場合は?

錠剤に限らず、散剤も苦手という人は多いと思います。以前はオブラートで薬を包んで飲む人もいましたが、最近は服薬補助ゼリーが市販されています(らくらく服薬ゼリー®など)。自費での購入となってしまいますが、こういった服薬補助製品を利用するのも1つの方法です。

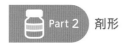

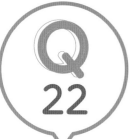

一包化ができない薬剤には、どんなものがあるの?

A 吸湿性や潮解性が高い薬剤は、一般的に一包化に不向きです。

渡邉裕次

湿度を吸収しやすい薬剤は要注意

　内服薬の一包化とは、服用時ごとに薬剤を1つの包装にパックすることです。これにより1回の服用薬がすべて1つの包装へパックされるため、飲み忘れや飲み間違い、介助者の負担を軽減することができます。服薬アドヒアランス向上のためにも欠かせない調剤方法の1つですが、錠剤の性質上、**吸湿性や潮解性**があり、一包化できない薬剤もあります。

　代表的なものでは、カリウム製剤のL-アスパラギン酸カリウム(アスパラ®カリウム錠)は吸湿性がある薬剤であり、一包化に適しません。仮に一包化した場合、気密性の高い容器での保存(必要に応じて乾燥剤を入れる)など厳格な吸湿対策をとらなければ吸湿性により錠剤がボロボロに壊れてしまいます。この場合、L-アスパラギン酸カリウムには散剤(アスパラ®カリウム散)があるので、そちらで代用が可能です。ただし、散剤もまた、錠剤に比べ湿気には強いですが吸湿性はやはり高く、湿気には十分注意して保管する必要があります。

　錠剤だけでなく、カプセル剤でも吸湿性のあるものが存在します。例えば、抗血栓薬のダビガトランエテキシラートメタンスルホン酸塩(プラザキサ®)や排尿障害治療薬のデュタステリド(アボルブ®)などが該当します。

　潮解性は、あまり馴染みのない言葉ですが、空気中の水分を吸収して水溶液となる性質のことです。**潮解性のある薬剤としては、抗てんかん薬のバルプロ酸ナトリウム(デパケン®)やレボカルニチン(エルカルチン®FF)など**が知られており、一包化することはできません。

外装シートにも見分けるヒントがある

　ほかにも一包化に適さない薬剤はありますが、簡単なポイントで見分けることが可能です。吸湿性がある薬剤などは、外装のPTPシートに記載されている場合がありますし、アルミシートに入っている薬剤も一包化に適さないものが多いです。

　一度、内服薬をじっくりと観察してみると、さまざまな発見があるかもしれません。

▼ 一包化できない主な薬剤

分類	薬剤名（主な商品名）
吸湿性がある	・L-アスパラギン酸カリウム（アスパラ®カリウム錠） ・ダビガトランエテキシラートメタンスルホン酸塩（プラザキサ®） ・デュタステリド（アボルブ®） ・リマプロスト アルファデクス（オパルモン®） ・アカルボース（グルコバイ®） ・塩化カリウム（スローケー®） ・シクロスポリン（ネオーラル®） ・プラミペキソール塩酸塩（ビ・シフロール®） ・スボレキサント（ベルソムラ®） ・ナルフラフィン塩酸塩（レミッチ®）
潮解性がある	・バルプロ酸ナトリウム（デパケン®） ・レボカルニチン（エルカルチン®FF）

アスパラ®カリウム

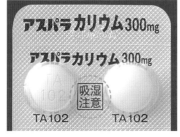

デパケン®

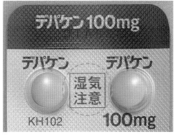

外装も
要チェック！

（写真提供：ニプロESファーマ株式会社、協和キリン株式会社）

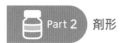

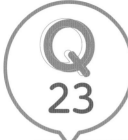

Q23 フェロミア®、ラシックス®は粉砕できるの?

A 粉砕は不可能ではありませんが、いずれも散剤(顆粒・細粒)があるので、そちらで代用できます。

渡邉裕次

 フェロミア®は粉砕すると服用しづらくなる

　クエン酸第一鉄ナトリウム(フェロミア®)は、貧血の治療でよく処方される薬剤の1つです。しかし、鉄分を多く含有しているため、錠剤をコーティングし、鉄の風味をマスキングしてあります。**粉砕すると、このコーティングが壊れてしまい鉄の風味が出てきてしまう**ので、服用が困難になります。

　フェロミア®には顆粒が販売されているため、そちらで代用が可能です。

 ラシックス®は服用時に粉砕すれば問題なし

　フロセミド(ラシックス®錠)は、利尿薬と

して最もよく処方される薬剤のうちの1つです。しかし、PTPシートを見てわかるように、遮光処理がされています。つまり、錠剤を粉砕して分包した場合には、光にさらされてしまいます。

　ラシックス®の場合は、光によって着色が認められるため、このような遮光処理がされています。そのため、粉砕後の長期保存には向きませんが、服用直前に粉砕して服用する場合は問題ありません。また、ラシックス®もフロセミド細粒が販売されており、分包しても一般的な処方日数の範囲内であれば、着色せずに保存が可能です。

　ちなみに、一般的に顆粒と細粒では粒子の大きさが異なります。粒子の小さい順に散剤<細粒<顆粒となります。

▼ クエン酸第一鉄ナトリウム（フェロミア®）の例

錠剤（PTPシート）

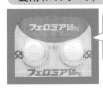

鉄の味がするため、粉砕NG

顆粒で代用できる

顆粒

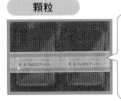

（写真提供：エーザイ株式会社）

▼ フロセミド（ラシックス®）の例

● PTPシートに遮光処理が施されている

錠剤（PTPシート）

服用直前であれば、粉砕OK

細粒であれば、分包もできる

細粒

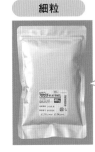 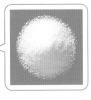

（写真提供：日医工株式会社）

Q24 カルチコール®の投与速度はどうしたらいいの?

A 急速投与すると副作用が現れるため、カルチコール®注射液8.5%なら1.7～3.5mL/分（最大投与速度で計算すると、5mL製剤で1分半、10mL製剤で3分程度）以上かけて投与する必要があります。

渡邉裕次

 血管外漏出や
配合変化にも注意する

グルコン酸カルシウム（カルチコール®）はカルシウムの補給や、低カルシウム血症の是正などに使用されるカルシウム製剤です。この薬剤は急速な投与によって、心悸亢進、徐脈、血圧変動、熱感、潮紅、発汗などの症状が現れることがあります。そのため、投与する際は、1分あたり、カルシウムとして0.68～1.36mEq（カルチコール®注射液8.5%ならば1.7～3.5mL）までしか投与することはできません。

また、この薬剤は血管外漏出により、組織内石灰沈着症を生じることが報告されています。これは、血管外に漏れたカルシウムがリン酸カルシウムの結晶となり、組織内に沈着し炎症を起こしてしまうものです。そのため、投与の際は血管が細い小児や新生児では特に注意が必要です →Q120 。

カルチコール®はカルシウムを多く含んでいるため、クエン酸塩、炭酸塩、リン酸塩、硫酸塩、酒石酸塩などを含む製剤と配合した場合、沈殿を生じることがあります。点滴静注する場合は、配合を避けて投与します →Q15 。配合変化に関して困った際は薬剤師へ相談してください。

カルシウム以外の電解質で、補正時の投与速度に注意が必要なものとして、カリウム →Q53 やリンが知られています。リンはリン酸ナトリウム補正液で補正しますが、急速に静注すると、リンが血中カルシウムイオンと結合し、リン酸カルシウムを形成するため、血中カルシウム値の低下を招き、低カルシウム血症となります。その際に生成されたリン酸カルシウムが石灰化し、血管や腎臓などに沈着するため、さまざまな臓器に障害が起こるといわれています。他にマグネシウムイオンとも結合しやすいため、輸液に混注する際は、カルシウムイオンやマグネシウムイオンが多く含まれている製剤への混注は避けなければなりません。

Q25 ガベキサートメシル酸塩の投与速度はどうしたらいいの?

A 適応症によって、単回投与や24時間持続静注など投与時間が変わります。

渡邊裕次

 適応ごとに投与量・時間や規格が異なる

　ガベキサートメシル酸塩(エフオーワイ®)は膵炎や播種性血管内凝固症候群(disseminated intravascular coagulation: DIC)に適応があり、それぞれ投与量や投与時間が異なります。また、ガベキサートメシル酸塩は100mgと500mgの規格がありますが、それぞれに適応症が異なるので、あわせて覚えておきましょう。

1. 膵炎に対する投与

　膵炎に対して使用する場合の規格は100mgのみです。500mLの輸液に1〜3バイアル溶解後、8mL/分以下で投与するので、おおよそ1〜2時間ほどで落としきる投与速度になります。

2. DICに対する投与

　DICで使用する場合の規格は100mg、500mgのいずれも適応上可能であり、投与量は1日量としてガベキサートメシル酸塩20〜39mg/kgの範囲内で、24時間かけて持続静注します。

 高濃度で投与すると血管炎のリスクがある

　溶解液に関しては、100mgあたり50mL以上に希釈してあれば問題ありません。これは高濃度で投与した場合、血管内壁を傷害し、注射部位および刺入した血管に沿って静脈炎や硬結、潰瘍・壊死を起こすことがあるためです。血管外漏出でも同じく注意が必要です ➡Q120 。

　ガベキサートメシル酸塩は前述のように投与速度が決まっており、これ以上の速度で投与した場合、血圧低下を起こすことがあります。そのため、体重あたりでも投与速度の規定があり、ガベキサートメシル酸塩として体重1kgあたり2.5mg/時以下とすることが望ましいとされています。

文献
1) 丸石製薬株式会社ホームページ, 医療関係者情報サイト. https://www.maruishi-pharm.co.jp/medical/(2020.5.10. アクセス)

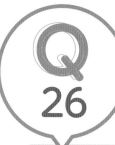

Q26 複数の坐薬（ナウゼリン®、アンペック®、テレミンソフト®）はどの順番で使うといいの？

A ①テレミンソフト®→②アンペック®→③ナウゼリン®の順番がよいでしょう。

渡邉裕次

 効能や主成分・基剤の性質から投与順を考える

坐剤（坐薬）の構造は、主成分と基剤からできています。主成分は単独で坐薬の形を形成することができません。そのため、基剤というもので覆って、坐薬の形を作っています。この基剤には水溶性と脂溶性があり、**複数の坐薬を使用する場合は、基剤にも注意が必要**です。

1. 効能から優先順位を考える

まず、それぞれの効能ですが、ドンペリドン（ナウゼリン®）は制吐薬、モルヒネ塩酸塩（アンペック®）は強オピオイド、ビサコジル（テレミンソフト®）は下剤です。このなかで最も緊急性の高いものは、効能から考えると鎮痛薬であるアンペック®なので、順番としては最初に挿肛し、その後ナウゼリン®を挿肛します。しかし、アンペック®の添付文書にはできるだけ排便後に投与することとなっており、まずはテレミンソフト®を挿肛し、排便後にアンペック®を挿肛します。

2. 主成分・基剤の性質で吸収を考える

効能では最優先となるアンペック®ですが、基剤は脂溶性、主成分は水溶性となります。ナウゼリン®の基剤は水溶性で、主成分が脂溶性のため、もしこの2剤を同時に投与した場合、ナウゼリン®の主成分がアンペック®の基剤に取り込まれて、吸収が阻害されることがあります。そのため、アンペック®を挿肛した後30分程度たってから、ナウゼリン®を挿肛する必要があります。

*

3種類の坐薬を投与することは、患者さんの負担も大きいため、例えばナウゼリン®はOD錠や散剤があり、アンペック®も他のオピオイドであれば貼付薬や注射薬が存在し、下剤には液体のピコスルファートナトリウムや浣腸で対応可能です。このように、剤形を変えてみることも負担軽減に重要であり、対応に困った際は一度薬剤師へ相談しましょう。

▼ 坐薬を投与する順番の考えかた（一例）

Step 1　薬の効能を考える（どの症状を優先するか）
痛み？　吐き気？　便秘？

Step 2　主成分・基剤の性質を考える
脂溶性？ or 水溶性？

Q27 オキノーム®は1日に何回服用していいの?

A 疼痛時1回量を服用し、1時間あければ繰り返し服用可、1日何度でも服用できます。

渡邉裕次

痛みが出たら、すみやかに服用する

オキシコドン塩酸塩(オキノーム®)は、がん性疼痛により起こる突出痛に対し使用するオピオイド散剤です。これはレスキュー薬と呼ばれており、ベースとなる徐放性製剤に対し、追加で即効性のある薬剤を投与することをレスキューといいます。

突出痛は、いつ起こるかわかりません。そのため痛みが出てきたら、躊躇せずに1回量のオキノーム®を服用します。効果は即効性ですが、それでも痛みが取れない場合は追加で服用することが可能です。その際は**最終服用時間から最低1時間は間隔をあけなければなりません。服用回数に制限はないので、痛みがなくなるまで何度でも服用できます**（→Q29 Column）。

服用回数が増えたら副作用にも注意する

ここで注意しなければならないのは、副作用です。オピオイドの代表的な副作用に、悪心・嘔吐、眠気、便秘があります。これはオキノーム®を反復服用すれば、もちろん副作用も出やすくなるため、気をつけなくてはなりません。

また、1日に何度もレスキュー薬を使用するということは、ベースとなる徐放性製剤の用量が少ない可能性があるため、ベースの投与量を増やす考慮が必要です。

予測できる突出痛にも使用することができるため、体動時痛がある場合はトイレへ行くなど、身体を動かす30〜60分前にあらかじめ服用しておくことも可能です。

文献
1) 日本緩和医療学会編：がん疼痛の薬物療法に関するガイドライン2020年版. 金原出版, 東京, 2020.

▼ レスキュー薬の投与イメージ

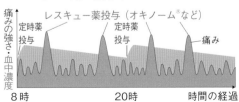

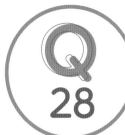

スインプロイク®を朝食後に服用することが多いのはなぜ?

 スインプロイク®は食事との影響はないため、どのタイミングで服用しても問題ありません。

渡邉裕次

オピオイド服用中の便秘に使える新しい便秘薬

　ナルデメジントシル酸塩(スインプロイク®)は、オピオイド誘発性便秘症(opioid-induced constipation：OIC)に対し適応のある薬剤です。オピオイドを使用する患者さんでは、消化管の蠕動運動が抑制され、大腸からの水分吸収により便が固くなってしまい、結果的に便秘になります。オピオイド使用中の便秘は持続すると悪心を誘発しやすいため、早期改善が望まれます。スインプロイク®は、これを改善する目的から日本で開発されました。

　服用時間に関しては、特に決められていません。空腹時もしくは食後に服用すると、食事の影響により多少、血中濃度の違いがありますが、効果に変わりはありません。そのため、**患者さんの都合にあわせて服用時間を設定できます**。ただ、本剤は性質上、下痢が起こりやすくなる薬剤であり、夕食後に服用し下痢が続いた場合、夜間睡眠の妨げになる恐れがあります。そのため、日中に効果の現れる朝食後に処方されることが多いのではないでしょうか。

　この薬剤はあくまでもOICにしか適応がないため、オピオイドを服用していない、慢性便秘症の患者さんが服用した場合は効果がみられないので注意しましょう。

　スインプロイク®で便秘が改善しない場合は、他の緩下薬を追加する必要があり、まずは酸化マグネシウムやルビプロストン(アミティーザ®)などの大腸非刺激性の薬剤から追加します →Q79 。酸化マグネシウムは、高齢者や腎障害のある患者さんに投与すると高マグネシウム血症を招く危険性があるため、定期的な血液検査が必要になります。アミティーザ®は副作用に悪心があるので、オピオイド投与中の患者さんには使いづらく、また1日2カプセルまでと決められているため用量調節がしづらいという欠点があります。

　最近では、リナクロチド(リンゼス®)やエロビキシバット(グーフィス®)といった新しい薬剤も出てきて選択肢が広がりましたが、この2つはいずれも食前に服用しなければならないため注意が必要です。

文献
1) 塩野義製薬株式会社：スインプロイク®錠のよくあるお問い合わせ.

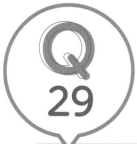

Q29 エルネオパ®NFの側管からフェンタニルを投与してもいいの？

配合変化は問題ありませんが、フェンタニルなどのオピオイドは単独での投与を推奨します。

渡邉裕次

 オピオイド管理をふまえて単独で投与したい

フェンタニルクエン酸塩はオピオイドであり、厳重な管理のもとで使用される薬剤です。投与に関して特別な決まりがあるわけではありませんが、**原則として単独投与**している施設がほとんどだと思います。これは、例えばルートが閉塞した場合など、通常はそこを変えれば問題ありませんが、オピオイドの場合、ルート内に残った残液もすべて回収しなければなりません。場合によっては「調剤済麻薬廃棄届」という特別な届け出が必要なこともあります。単独で投与している場合はそのようなことは起こりにくいため、単独投与が推奨されます → Q1。

しかし、緊急の状況下や、複数のルートがすでに入っており新たにルート確保が困難な場合などは、側管から投与することも想定されます。この場合はエルネオパ®NFの側管からフェンタニルを投与することは可能です。配合的にも問題ありません。

注射薬の配合変化は、通常、薬剤を直接混合させて試験します。しかし、フェンタニルはオピオイドであり簡単に試験することが困難なため、配合変化に関する情報がかなり少ないです。このようなことも単独投与が推奨される要因の1つです。

文献
1）大塚製薬工場株式会社：エルネオパ®NF1号輸液配合変化表.

\Column/

ケミカルコーピングに注意！

ケミカルコーピングとは、正式に定義された言葉ではなく、しばしば薬物による対処法などと表現される言葉です。これはオピオイドを患者さん自身が不安や不眠といった精神的苦痛から解放されるために使用してしまうことで、依存に移行する前段階ともいわれています。

ベースとなるオピオイドを十分増量したにもかかわらず、レスキュー薬の使用回数が減らない場合は、ケミカルコーピングが疑われます。もしこのような患者さんに出会ったら、レスキュー薬を使用しないよう指導するのではなく、まずは不安や孤独感など患者さんが置かれている立場を理解し、傾聴することが大切です。

Q 30 オキファスト®をCVカテーテルより投与中に、抗がん薬を投与する場合、どのルートを使えばいいの?

A オキファスト®のようなオピオイドと抗がん薬が同じルートとならないよう、投与時の工夫が必要です。

渡邉裕次

 **オピオイドの配合変化は
エビデンスが乏しい**

　オキシコドン塩酸塩(オキファスト®)はがん性疼痛に用いるオピオイドであり、取り扱い管理が厳重に定められています。通常、薬剤同士の配合変化は直接混合して色調や沈殿物を確認しますが、オピオイドの場合は簡単に配合試験を行うことができません。また、抗がん薬も曝露の危険性があることと、近年多く開発されている分子標的薬は非常に高額であることから、こちらも簡単に配合試験を行うことができません。もちろん、過去の経験から配合可の組み合わせもありますが、基本的には推奨されません。以上の理由から、オキファスト®などのオピオイドと抗がん薬はルートを分ける必要があります。

 **抗がん薬とは異なる末梢
ルートから投与したい**

　中心静脈(CV)カテーテルがすでに入っている場合は、そこから抗がん薬を投与することが望ましいです。抗がん薬には血管痛を引き起こすものや、血管外漏出を起こした場合に細胞毒性によって周辺組織が壊死する薬剤もあります。そのため、CVカテーテルのような血流の多い太い血管に留置されたルートからの投与が推奨されます。

　そしてオキファスト®ですが、残りの側管では抗がん薬と接触する可能性がありますので、できれば末梢ルートをもう1本別に確保することをお勧めします。もし難しければ、患者側に最も近いルートからの投与が望ましいですが、配合変化についてはわからない場合がほとんどですので、慎重に投与し、適宜ルートの確認が必要でしょう。これはかなり限定的な状況であり、オキファスト®の末梢投与を推奨しているわけではありません。できることならオピオイドの投与はCVカテーテルからの投与のほうが望ましいです。

▼ 投与ルートの選択(一例)

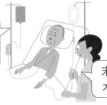

中心静脈から抗がん薬

末梢静脈から
オキファスト®

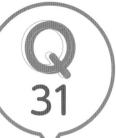

使用しなくなったオピオイドは、どのように廃棄すればいいの？

オピオイドは病棟で廃棄することはできないため、麻薬管理者（一般的には薬剤師）へ返却してください（一部例外あり）。

渡邉裕次

ルート内の残液もすべて返却する

近年、オピオイドの使用量は増加傾向にあります。使用中に内服ができなくなり内服薬から貼付薬や注射薬に切り替えたり、患者さんが亡くなってしまったりと、処方されたオピオイドを使用しなくなる場面が多く想定されます。オピオイドを使わなくなった際は、**病棟で廃棄するのではなく、必ず麻薬管理者（薬剤師）へ返却してください**。これは、麻薬及び向精神薬取締法で定められており、内服薬はもちろんのこと、注射薬は生理食塩液に希釈して使用している場合もあるかと思われますが、その残液もすべて返却するようにします。

貼付薬に関しては、使用後もしくは使用途中で剥がれたものなどは、テープの粘着面を内側にして貼り合わせた後、通常の医薬品と同様に廃棄が可能です。しかし、使用後の貼付薬を回収している病院もあるので、施設ごとの運用方法を確認しておきましょう。

また、入院時に持参薬として持ち込まれたオピオイドも同様に、使用しなくなった場合は病院で廃棄します。ですから、患者さんや家族に返却するのではなく、こちらも薬剤師へ返却します。

例外として家庭麻薬は病棟で廃棄できる

オピオイドのなかには廃棄してもよい薬剤が存在します。それは家庭麻薬といい、**濃度が1％以下のコデイン、ジヒドロコデインを含有する製剤**が該当します。この家庭麻薬は、「麻薬」という言葉が使われていますが、法律上は麻薬ではありません。例えば、コデインリン酸塩には10％散と1％散があります。このうち10％散は麻薬に該当するため、他のオピオイドと同様に取り扱います。しかし、1％散は濃度が1％以下のコデインに該当するため、こちらは家庭麻薬となり病棟で廃棄できます。あわせて覚えておきましょう。

文献
1）東京都福祉保健局：医療用麻薬廃棄方法推奨例一覧，令和元年10月.
　https://www.fukushihoken.metro.tokyo.lg.jp/kenkou/iyaku/sonota/toriatsukai/haiki.files/R01haikihouhou.pdf（2020.5.10.アクセス）

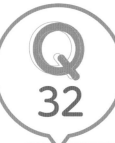

投与時にフィルターが必要な抗がん薬はあるの?

A タキソール®など、いくつかの抗がん薬はフィルターが必要です。

井ノ口岳洋

 輸液セットの選択時に
注意したい抗がん薬

パクリタキセル(タキソール®)の希釈液は、過飽和状態(溶解度を超えて溶けている状態)となって結晶として析出しやすいので、0.22μm以下のメンブランフィルターを用いたインラインフィルターを使用して投与します →Q4 。またラムシルマブ(サイラムザ®)のように、臨床試験でフィルターを用いて行ったために、承認後もフィルターを用いるとする薬剤もあります。

抗がん薬を投与する際は、フィルターの必要性を確認して、輸液セットを選択しましょう。

 フィルターを使用しては
いけない薬剤もある

ナブパクリタキセル(アブラキサン®)は薬剤がフィルターに吸着し、目詰まりを起こす恐れがあるため、インラインフィルターを使用してはいけません。また、ドキソルビシン(ドキシル®)はフィルターで除去されるため、同じくインラインフィルターを使用してはいけません。

▼ フィルターの選択で注意したい抗がん薬

フィルターを使用する薬剤		フィルターを使用してはいけない薬剤
・パクリタキセル(タキソール®) ・ラムシルマブ(サイラムザ®) ・カバジタキセル アセトン付加物(ジェブタナ®) ・ゲムツズマブオゾガマイシン(マイロターグ®) ・ニボルマブ(オプジーボ®)	・パニツムマブ(ベクティビックス®) ・メルファラン(アルケラン®) ・テムシロリムス(トーリセル®) ・ペムブロリズマブ(キイトルーダ®) ・デュルバルマブ(イミフィンジ®) ・アテゾリズマブ(テセントリク®)	・ナブパクリタキセル(アブラキサン®) ・ドキソルビシン(ドキシル®)

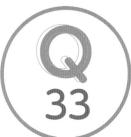
Q33 ゲムシタビンの投与間隔は、なぜあける必要があるの?

A 治療効果を引き出し、副作用を少なくする目的があります。

井ノ口岳洋

 副作用によって、休薬期間の延長もある

　抗がん薬のゲムシタビン(ジェムザール®)を膵臓がんや胆道がんに使用する場合には、4週間を1コースとして1・8・15日目に点滴で投与し、4週目は休薬期間とします。また乳がんに使用する場合には、3週間を1コースとして1・8日目に点滴で投与し、3週目を休薬期間とします。

　休薬期間を設ける理由には、副作用をコントロールする意味があります。仮に副作用が強く出る場合には、休薬期間を延長したり、投与量を減らしたりすることもあります。

 一般的な副作用の発現時期を理解する

　殺細胞系抗がん薬の副作用は、1週間以内にはアレルギー反応、悪心・嘔吐、食欲低下などが生じやすく、数週間後になると骨髄抑制、肝障害、腎障害、口内炎、さらにそれ以降になると神経障害が生じやすくなるといわ

▼ ゲムシタビン(ジェムザール®)の投与スケジュール

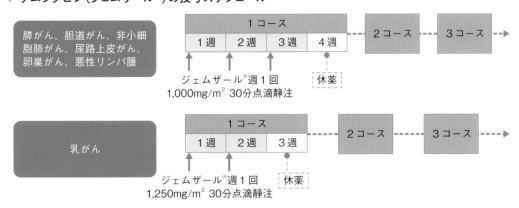

西條長宏監修:「ジェムザール®」療法を受けられる患者さんとご家族のかたへ.日本イーライリリー株式会社,東京,2019:11.より引用

▼ 殺細胞性抗がん薬の副作用と発現時期

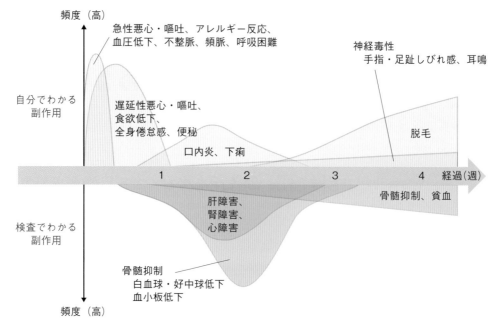

国立がん研究センターがん情報サービス：「化学療法全般について」.
https://ganjoho.jp/public/dia_tre/treatment/drug_therapy/dt02.html（2020.5.10.アクセス）より転載

れています。個人差はありますが、おおよそ
の副作用の症状と発現時期は理解していると

よいでしょう。

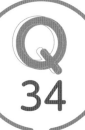

Q34 ヴォトリエント®の服用は、なぜ空腹時と決まっているの?

A パゾパニブ(ヴォトリエント®)は食事との相互作用のため、食後服用で吸収が増加します。そのため、食事の1時間以上前または食後2時間以降に服用する必要があります。

井ノ口岳洋

空腹時に服用すべき薬剤がある

エルロチニブ(タルセバ®)、ラパチニブ(タイケルブ®)、ニロチニブ(タシグナ®)は、ヴォトリエント®と同様に、食後では吸収が増加する(食事と一緒に摂ると溶けやすくなる)ため、空腹時に内服します。

一方で、アファチニブ(ジオトリフ®)、ダブラフェニブ(タフィンラー®)、トラメチニブ ジメチルスルホキシド付加物(メキニスト®)は食後では吸収が低下するため、空腹時に内服します。

食後に服用すべき薬剤もある

レゴラフェニブ(スチバーガ®)は空腹時に服用すると吸収が低下するため、食後に内服します。また、高脂肪食摂取により吸収が低下するため、高脂肪食の摂取は避けるように注意します。

▼ ヴォトリエント®の服用タイミング

食事の1時間以上前 ···· 食事 または ········· 食後2時間以降

内服　　GS JT　　　　　　　GS JT　内服

▼ 食事時間を注意したい内服薬（一例）

服用時間	一般名（主な商品名）
空腹時 （食事の1時間以上前/食後2時間以降）	・パゾパニブ（ヴォトリエント®） ・エルロチニブ（タルセバ®） ・ラパチニブ（タイケルブ®） ・ニロチニブ（タシグナ®） ・アファチニブ（ジオトリフ®）* ・ダブラフェニブ（タフィンラー®） ・トラメチニブ　ジメチルスルホキシド付加物（メキニスト®）
食後（食後約30分）	・レゴラフェニブ（スチバーガ®）

＊食事の1時間以上前/食後3時間以降

　資料❷　▼ 抗がん薬の略号（一例）

	略号	一般名または化学名	主な商品名
数字	5-FU	フルオロウラシル	5-FU
	6-MP	メルカプトプリン	ロイケリン®
A	ACNU	ニムスチン塩酸塩	ニドラン®
	ACR	アクラルビシン塩酸塩	アクラシノン®
	ACT-D（ACD）	アクチノマイシンD	コスメゲン®
	ADM（AM）	ドキソルビシン塩酸塩（アドリアマイシン）	アドリアシン®
	Ara-C	シタラビン	キロサイド®
	ATRA	トレチノイン	ベサノイド®
B	BH-AC	エノシタビン	サンラビン®
	BLM	ブレオマイシン塩酸塩	ブレオ®
	BUS	ブスルファン	マブリン®
C	CA（AC-1075）	シタラビン	キロサイド®
	CBDCA	カルボプラチン	パラプラチン®
	CDDP（DDP）	シスプラチン	ブリプラチン®、ランダ®
	CPM（EX）	シクロホスファミド	エンドキサン®
D	DCF	ペントスタチン	コホリン®
	DFUR（5'-DFUR）	ドキシフルリジン	フルツロン®
	DNR（DM）（DAM）	ダウノルビシン塩酸塩	ダウノマイシン®
	DTIC（DCI）	ダカルバジン	ダカルバジン
	DXR	ドキソルビシン塩酸塩	アドリアシン®
E	EMP	エストラムスチンリン酸エステルナトリウム	エストラサイト®
	epi-ADM（EPI）	エピルビシン塩酸塩	ファルモルビシン®
F	FT（TG-F）	テトラヒドロフリルフルオロウラシル（テガフール）	フトラフール®
H	HU（HC）	ヒドロキシカルバミド	ハイドレア®
I	IDAR	イダルビシン塩酸塩	イダマイシン®
	IFN-α	インターフェロン-α	スミフェロン®
	IFN-α2b	インターフェロン-α-2b	イントロン®A
	IFN-β	インターフェロン-β	フェロン®
	IFN-γ-1a	インターフェロン-γ-1a	イムノマックス®-γ
	IFO（IFM）	イホスファミド	イホマイド®
L	L-ASP	L-アスパラギナーゼ	ロイナーゼ®
	L-OHP	オキサリプラチン	エルプラット®
	L-PAM	メルファラン	アルケラン®
M	MCNU	ラニムスチン	サイメリン®
	MMC（MTC）	マイトマイシンC	マイトマイシン
	MPA	メドロキシプロゲステロン酢酸エステル	ヒスロン®H、プロベラ®
	MTX	メトトレキサート	メソトレキセート®
	MIT（MXT）	ミトキサントロン塩酸塩	ノバントロン®
O	OK-432	抗悪性腫瘍溶連菌製剤	ピシバニール®
P	PCZ（P）	プロカルバジン塩酸塩	塩酸プロカルバジン
	PEG-IFNα-2b	ペグインターフェロンα-2b	ペグイントロン®
	PEP	ペプロマイシン硫酸塩	ペプレオ®
R	rIL-2	テセロイキン	イムネース®
S	SPAC	シタラビン オクホスファート	スタラシド®
T	TAM（TM）	タモキシフェンクエン酸塩	ノルバデックス®
	THP	ピラルビシン	テラルビシン®、ピノルビン®
	T.T（Thio-TEPA）	チオテパ	リサイオ®
V	VCR	ビンクリスチン硫酸塩	オンコビン®
	VDS	ビンデシン硫酸塩	フィルデシン®
	VLB	ビンブラスチン硫酸塩	エクザール®
	VP-16	エトポシド	ベプシド®、ラステット®

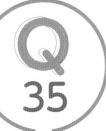

Q35 アプレピタント（イメンド®）の 服用タイミングはいつがいいの？

A 1日目は抗がん薬を投与する1時間～1時間30分前に服用し、2、3日目は午前中に服用します。

井ノ口岳洋

イメンド®は3日間内服する

制吐薬のアプレピタント（イメンド®）は、3日間内服することで、急性だけでなく遅発性の悪心も予防することが期待されています。服用方法は、投与1日目（day1）は抗がん薬投与の1時間～1時間30分前に服用し、2、3日目（day2、3）は午前中に服用します。

一般的には3日間内服ですが、悪心の状況によっては最大5日間の内服が可能です（12歳以上の小児では最大3日間内服、12歳未満は適応外）。

食事時間にかかわらず 服用できる

イメンド®は食事の影響を受けないので、服用は食後でなくてもかまいません。2、3日目（day2、3）の服用が午前中となっていますが、その理由は1日目（day1）の内服時間のおよそ24時間後となるために設定されています。そのため、例えば服用する時間が午後になっても問題はありません。

▼ イメンド®を使用するレジメン（一例）

がん種	レジメン（一般名）
肺がん	・CDDP＋CPT-11（シスプラチン＋イリノテカン） ・CDDP＋PEM（シスプラチン＋ペメトレキセド）
大腸がん	・FOLFOXIRI療法（フルオロウラシル＋レボホリナートカルシウム＋オキサリプラチン＋イリノテカン）
膵がん	・FOLFIRINOX療法（オキサリプラチン＋イリノテカン＋フルオロウラシル＋レボホリナート）
胃がん	・CDDP＋S-1（シスプラチン＋テガフール・ギメラシル・オテラシルカリウム）
乳がん	・AC療法（ドキソルビシン＋シクロホスファミド） ・EC療法（エピルビシン＋シクロホスファミド）
血液がん	・ABVd療法（ドキソルビシン＋ブレオマイシン＋ビンブラスチン＋ダカルバジン） ・CHOP療法（シクロホスファミド＋ドキソルビシン＋ビンクリスチン＋プレドニゾロン）

レジメンについては → Q4

文献
1) 小野薬品工業株式会社：オノオンコロジーウェブサイト, イメンド®プロイメンド®. https://www.ono-oncology.jp/medical/products/emend-proemend/（2020.5.10.アクセス）
2) 日本癌治療学会：制吐薬適正使用ガイドライン2015年10月（第2版）一部改訂版 ver.2.2, 2015. http://jsco-cpg.jp/item/29/index.html（2020.5.10.アクセス）

Q36 プロイメンド®はどのタイミングで投与するといいの?

A 抗がん薬を投与する1時間前に、30分かけて点滴静注します。

井ノ口岳洋

 抗がん薬投与日に1回だけ投与する

制吐薬のホスアプレピタントメグルミン（プロイメンド®点滴静注用）は、アプレピタント（イメンド®カプセル）を点滴で投与できるようにした薬剤で抗がん薬投与日（day 1）に1回点滴することで、急性だけでなく遅発性の悪心も予防することが期待されています。イメンド® →Q35 を3日間内服するのと同等の効果があるとされています。

イメンド®の服用が難しい嚥下困難の患者さんや乳幼児、小児に対してはプロイメンド®のほうが適していると考えます。

 点滴速度によって注射部位に痛みを生じる

プロイメンド®は、約5％の患者さんに注入部位疼痛が生じているため、投与時は注意します。点滴速度の増加により注射部位の痛みが生じやすくなるので、30分かけて点滴する必要があります。抗がん薬を投与する1時間前のタイミングで投与するとよいでしょう。

また、濃度が濃くなると溶血するリスクが高まるため、100〜250mLの生理食塩液で溶解することが大切です。

文献
1) 伊勢雄也：抗がん剤の副作用（悪心・嘔吐）対策に用いられる薬の知識. エンドオブライフケア 2020；3（6）：71-75.

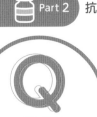

Q37 FP療法で5-FUを24時間持続投与中、デキサメタゾンはどのタイミングで投与するの?

A 1日1回、決まった時間に投与します。

井ノ口岳洋

 持続投与中は、シスプラチンと同時でよい

FP療法は、食道がんに対して使用するレジメンです。シスプラチン（CDDP）を1日目（day1）に約2時間かけて投与し、フルオロウラシル（5-FU）を1〜5日目（day1〜5）に24時間持続投与します → Q4。

シスプラチンを含むレジメンは高度催吐リスクになり、急性・遅発性の悪心を予防するために、アプレピタント（イメンド®）の3日間内服 → Q35 と、パロノセトロン塩酸塩（ア

ロキシ®）を1日目に点滴、デキサメタゾンリン酸エステルナトリウムを5日間使用します。day1はシスプラチンを投与する30分前にデキサメタゾンの点滴を行いますが、day2〜5もday1と同じ時間に約1時間かけて投与します。そのため、5-FUと同時投与となりますが、それで問題ありません。また、側管から同一ルートでの投与が可能です。

文献
1) Iizuka T, Kakegawa T, Ide H, et al. Phase II Evaluation of Cisplatin and 5-fluorouracil in Advanced Squamous Cell Carcinoma of the Esophagus: A Japanese Esophageal Oncology Group Trial. *Jpn J Clin Oncol* 1992；22(3)：172-176.

▼ FP療法の投与例

day	1	2	3	4	5	6〜28
フルオロウラシル（5-FU）	→					休み
シスプラチン（CDDP）						

day1	①抗がん薬 制吐薬	5-FU 800mg/m² ＋生食1,000mL（24時間） 生食50mL＋デキサメタゾン9.9mg＋アロキシ®0.75mg（15分）＋イメンド®125mg内服
	②腎保護	硫酸マグネシウム8mL＋フィジオ®70 500mL（1時間）
	③利尿	マンニトール300mL（1時間）
	④抗がん薬	CDDP80mg/m² ＋生食250mL（1時間）
day2〜5	①制吐薬	生食500mL＋デキサメタゾン6.6mg（1時間）＋（day2、3のみ）イメンド®8mg内服
	②抗がん薬	5-FU 800mg/m² ＋生食1,000mL（24時間）

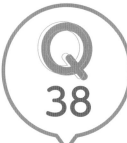

Q38 ジーラスタ®は いつ・どの部位に投与するの？

A 抗がん薬投与後24時間以降に、1サイクルあたり1回のみ使用します。上腕部、腹部、大腿部のいずれかに皮下注射します。

井ノ口岳洋

ペグフィルグラスチム（ジーラスタ®）は、抗がん薬による発熱性好中球減少症の発症を抑制するために用いる薬剤です。そのため、好中球減少が生じた際に治療として投与することはしません。

抗がん薬投与後 24時間以降に投与する

1. 投与のタイミング

ジーラスタ®は抗がん薬投与後24時間以降に使用し、投与後は次の抗がん薬投与まで2週間あけることとされています。これは、抗がん薬投与後24時間以内に投与すると、過度の好中球減少を生じる可能性があるためです。

また、抗がん薬投与後72時間を超えての投与は、ジーラスタ®の効果が期待できないとの報告があります。

2. 投与方法

ジーラスタ®の場合は皮下注で投与するので、上腕部、腹部、大腿部のいずれかに注射します。

投与時は、前回注射した部位と同じ部位には注射しないようにします。皮下脂肪がへこんだり、硬くなったりする恐れがあるからです。また、赤みがある部位や傷がある部位にも注射しないように注意します。

投与後は、特に揉む必要はありません。

疼痛や発熱などの 副作用が生じる

ジーラスタ®の主な副作用は、骨痛、背部痛、発熱、関節痛などで、投与して数日〜1週間後に発現することが多いです。その間は37.5℃以上の発熱や背骨、骨盤あるいは関節に痛みを生じる可能性があるため、注意が必要です。

ジーラスタ®により疼痛や発熱が生じた場合には、非ステロイド抗炎症薬（NSAIDs）やアセトアミノフェンで対応します。

文献
1）協和キリン株式会社：ジーラスタ®投与ガイドブック.

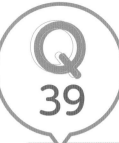

Q 39 **イリノテカン**投与中に
生じた**下痢**は、
どう対処すればいいの？

発現時期によって、対応が異なります。投与当日であれば抗コリン薬、数日後以降であればロペラミドなどの止瀉薬を投与します。

井ノ口岳洋

 イリノテカンの下痢は、時期によってメカニズムが違う

イリノテカンは、トポイソメラーゼＩ阻害作用によりDNA合成を阻害し、抗腫瘍効果を示します。大腸がんにおけるFOLFIRI療法（イリノテカン＋レボホリナートカルシウム＋フルオロウラシル〈5-FU〉）、肺がんにおけ

るPI療法（シスプラチン＋イリノテカン）などで使用し、またあらゆるがん種で単剤としても用います。

イリノテカンによる下痢は、**投与当日に生じる早発性**と数日後から数週間後に生じる**遅発性**に分けられます。早発性では、イリノテカンの薬理作用である抗コリン作用により腸管蠕動運動が亢進するため、ブチルスコポラ

▼ イリノテカンによる下痢

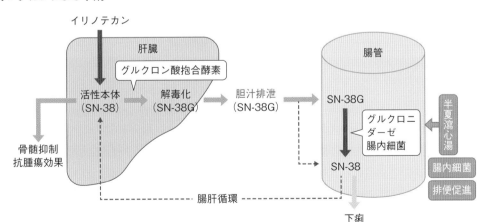

●イリノテカンは、肝臓でグルクロン酸抱合を受けたSN-38は、胆汁経由で腸管に排泄された後、腸内細菌のβ-グルクロニダーゼによって脱抱合され、再生成される

金政佑典, 里見優子：下痢. 佐々木常雄監修, がん薬物療法看護ベスト・プラクティス, 照林社, 東京, 2020：302. より引用

殺細胞性抗がん薬	フルオロウラシル、カペシタビン、テガフール・ギメラシル・オテラシルカリウム、ドセタキセル、パクリタキセル　など
分子標的薬	アファチニブ、エルロチニブ、ゲフィチニブ、スニチニブ、ソラフェニブ　など
免疫チェックポイント阻害薬	イピリムマブ、ニボルマブ、ペムブロリズマブ　など

ミン臭化物（ブスコパン®）やアトロピンなどの抗コリン薬を用います。一方、遅発性ではイリノテカンの活性代謝物SN-38による腸管粘膜障害が生じるため、ロペラミドなどの止瀉薬を用います（高用量ロペラミド療法：ロペラミド4mgを経口投与で開始し、4時間ごとまたは下痢が起こるごとに2mg追加、最大で6mg/日。ただし、添付文書では適応外使用となる）。

下痢が生じたときの看護のポイントとしては、牛乳などの乳製品の摂取は避け、消化のよい食品や、適度に水分を摂ることです。

＼ Column ／

バクテリアルトランスロケーションに注意！

バクテリアルトランスロケーション（bacterial translocation）とは、腸内細菌が腸管の粘膜を通過して血中に移行、さらにほかの臓器へ移行する現象です。通常だと、腸管粘膜は免疫機能があるため、腸内細菌は簡単には移行しません。しかし、何らかの原因で免疫抑制状態（がん、抗がん薬や免疫抑制薬で治療中、造血幹細胞移植後など）であったり、長期に及ぶ絶食による腸管の不使用などからバクテリアルトランスロケーションが起こり、敗血症など重症感染症を引き起こす可能性があり注意が必要です。

▼ バクテリアルトランスロケーション

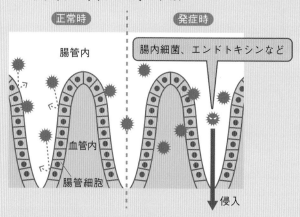

・正常時は細胞と細胞の間に隙間がなく、細菌は血管内へ侵入できないが、細胞間に隙間ができ細菌が腸粘膜を通過して、血管内へ侵入してしまう

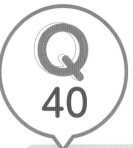

mFOLFOX6療法では、5-FUの投与速度はどうしたらいいの?

 急速静注と46時間の持続投与を行います。

井ノ口岳洋

 ## 急速静注のあとに持続投与する

mFOLFOX6療法は、大腸がんや胃がんで使用するレジメンです →Q113 。FOLFOX6療法では、オキサリプラチン(エルプラット®)によるしびれで投与中断症例が増えたため、エルプラット®を減らしたmFOLFOX6療法が行われるようになりました。mFOLFOX6療法は、レボホリナートカルシウム(アイソボリン®)とエルプラット®を同時に2時間かけて点滴した後、フルオロウラシル(5-FU)$400mg/m^2$を急速静注し、その後に5-FU $2,400mg/m^2$を46時間かけて持続投与します。5-FUは、急速静注と持続投与では作用が少し異なります。

また大腸がんで使用するFOLFIRI療法や、膵臓がんで使用するFOLFIRINOX療法でも、5-FUは同様に投与します。

 ## 投与速度が異なるケースに注意する

大腸がんで使用するFOLFOXIRI療法は、急速静注は行わず、$3,200mg/m^2$を48時間かけて持続投与するため、投与速度に注意が必要です。

文献
1) 大腸癌研究会編：大腸癌治療ガイドライン 医師用 2019年版.金原出版, 東京, 2019.

▼ 5-FUの投与速度に注意したいレジメン(一例)

レジメン	がん種	薬剤
mFOLFOX6療法	大腸がん、胃がん	レボホリナート＋オキサリプラチン＋5-FU(急速あり、持続46時間)
FOLFIRI療法	大腸がん	レボホリナート＋イリノテカン＋5-FU(急速あり、持続46時間)
FOLFIRINOX療法	膵臓がん	レボホリナート＋イリノテカン＋オキサリプラチン＋5-FU(急速あり、持続46時間)
FOLFOXIRI療法	大腸がん	レボホリナート＋イリノテカン＋オキサリプラチン＋5-FU(急速なし、持続48時間)

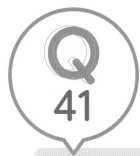

Q41 パクリタキセルの投与速度はどうしたらいいの?

A 原則として、3週間隔で投与する場合は3時間、毎週投与する場合は1時間かけて投与します。

井ノ口岳洋

レジメンにあわせて投与時間も変わる

　パクリタキセル（タキソール®）は肺がん、乳がん、子宮体がん、胃がん、食道がんなど、あらゆるがん種に用いられる抗がん薬です。

　例えば、肺がんに使用するカルボプラチン＋パクリタキセル療法では3週間ごとに点滴しますが、このときパクリタキセルは3時間かけて投与します ➡Q4 。また、胃がんや乳がん、食道がんに使用するパクリタキセル単独療法の場合は、毎週1回1時間かけて投与します（3週連続投与、1週休み）。

　パクリタキセルは重篤な過敏反応が生じることがあるので、**投与開始後1時間は頻回にバイタルサインのモニタリングを行うなど、患者さんの状態を十分に観察する必要があります。**

▼ パクリタキセルの投与時間（一例）

レジメン	投与サイクル	投与時間
カルボプラチン＋パクリタキセル療法（肺がん）	3週間ごと	3時間
パクリタキセル単独療法（胃がん、乳がん、食道がん）	1週間ごと	1時間

3週間ごとのレジメンでは、週1回のレジメンよりも1度に投与する用量が多いため、投与時間も長くなる

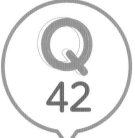

Q42 オプジーボ®+ヤーボイ®併用療法ってどんな治療なの?

 2種類の異なる免疫チェックポイント阻害薬を組み合わせて用いる、悪性黒色腫と腎細胞がんの治療法です。

井ノ口岳洋

 従来の抗がん薬とは異なる注意が必要

免疫にかかわるT細胞は、PD-1とCTLA-4というアンテナをもっています。アンテナにがん細胞や抗原提示細胞が結合すると、T細胞のはたらきにブレーキをかけます。

免疫チェックポイント阻害薬のニボルマブ（オプジーボ®）はPD-1に、イピリムマブ（ヤーボイ®）はCTLA-4に結合することで、がん細胞や抗原提示細胞が結合できなくなり、T細胞のブレーキを解除して、がん細胞に対する攻撃力を高めます。

オプジーボ®+ヤーボイ®併用療法は、悪性黒色腫と腎細胞がんに適応されるレジメンです。通常は、併用療法を3週間ごとに4サイクル行います。その後はオプジーボ®単独投与を2週間ごとに行います。

殺細胞性抗がん薬と異なり、免疫チェックポイント阻害薬では全身のあらゆる部分に副作用を生じる可能性があります。例えば、間質性肺疾患、大腸炎、重症筋無力症、1型糖尿病、肝障害、甲状腺機能障害、静脈血栓塞栓症などがあります →Q109 。

文献
1）玉田耕治：やさしく学べる がん免疫療法のしくみ. 羊土社, 東京, 2016：26-29.

▼ オプジーボ®+ヤーボイ®併用療法の投与スケジュール

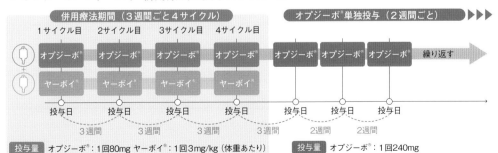

小野薬品工業株式会社：悪性黒色腫を治療中の患者さんへ. がん免疫.jp.
https://www.immunooncology.jp/patient/opdivo_yervoy/melanoma/ch02.html（2020.5.10.アクセス）より引用

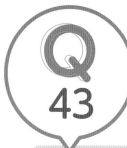

Q43 ヘパリン皮下注と静注って、何が違うの?

A 皮下投与と静脈投与では吸収速度が違うので、効果発現までの時間が異なります。

渡邊裕次

　ヘパリンは抗凝固作用を有し、血栓の治療や予防、DICの治療などに用いられる薬剤です。

入院時は静脈投与が多い

　入院中にヘパリンを使用する場合は、即効性を期待して静注で使用されることが多いですが、この場合は血管内に直接投与するため、血中濃度の上昇が速く、10分程度で最高血中濃度に達します。その反面、体内から消失する時間も早く、1時間以内に半分の濃度になり、3時間ほどで身体のなかから消失してしまいます。そのため、持続静注で点滴をしなくてはなりません。

在宅では、自己注射による皮下投与

　一方、皮下注のほうは、皮下から徐々に吸収されるため、最高血中濃度に達する時間は約3時間と長めです。作用が持続するため、8〜12時間ごとの間欠的な投与が可能となります。

　皮下注製剤は、抗凝固療法が必要であるものの入院するほどではない患者さんが、在宅では持続静注が難しいため、自己注射にて治療できるようにつくられました。

　数年前まで、患者さんは毎日、1日2回の通院を余儀なくされていましたが、2012年より在宅皮下注射が保険適用となったため、外来で処方が可能となり、通院にかかる経済的・時間的負担が軽減されました。

▼ ヘパリンカルシウム皮下注（一例）

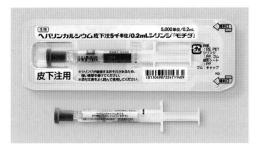

（写真提供：持田製薬株式会社）

▼ ヘパリン皮下注の自己注射

- 上腕部・腹部・大腿部・殿部のいずれかに注射する
- 注射部位は揉まないようにする

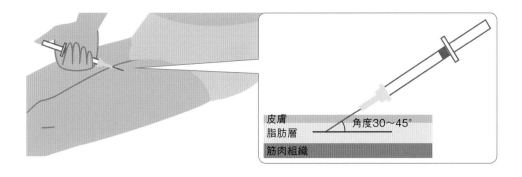

皮膚
脂肪層　　角度30〜45°
筋肉組織

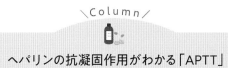

\Column/

ヘパリンの抗凝固作用がわかる「APTT」

　　ヘパリンの抗凝固作用は「APTT」という検査値で確認することができます。このAPTTとは、活性化部分トロンボプラスチン時間（activated partial thromboplastin time）の略で、施設によってやや基準値が異なりますが、25〜40秒や30〜50秒といわれています。ヘパリンの抗凝固作用が現れるには基準値の1.5〜2倍といわれており、それ以上になると出血傾向となるので、ヘパリンの投与速度を遅くする必要があります。

Q44 ガベキサートメシル酸塩による血管炎は、どのくらいの頻度で起こるの? 対策はあるの?

 高濃度では、約1~2%で起こります。低濃度で使用し、中心静脈、またはできるだけ太い末梢血管から投与するなどの対策をとります。

渡邉裕次

 濃度や投与方法を工夫して血管炎を防ぐ

ガベキサートメシル酸塩(エフオーワイ®)は、膵炎やDICに適応のある薬剤です。この薬剤は、詳しい作用機序は解明されていませんが、高濃度で使用すると血管内壁を障害し、注射部位および刺入した血管に沿って静脈炎や硬結、潰瘍・壊死を起こすことがあります。したがって、末梢血管から投与する場合、100mgあたり50mL以上の輸液(0.2%以下)で点滴静注することが望ましいとされています →Q25。

発症頻度としては、膵炎で使用した場合は1.5%、DICで使用した場合は1.9%に起こると報告されています。

予防のために、低濃度で使用する、中心静脈から投与する、末梢から投与する場合はできるだけ太い血管から投与する、などの対策が挙げられます。

 血管外漏出時はすみやかに対処する

血管外漏出が考えられる場合は、すぐに抜針せず、そのルートから血液を5mLほど吸引した後、抜針します。その後は静脈炎の場合と同様に患部を冷却し、ステロイド軟膏を塗布し、場合によってはステロイド局所注射を行います →Q10、Q120。

静脈炎や皮膚障害は後期に重篤化するため、1~4週間の十分な経過観察が必要になります。壊死が生じた場合は、デブリードマンが必要なこともあるので、皮膚科や形成外科にコンサルトします。

文献
1) 日本医療機能評価機構:医療安全情報No.33 ガベキサートメシル酸塩使用時の血管外漏出, 2009. http://www.med-safe.jp/contents/info/(2020.5.10. アクセス)
2) 丸石製薬株式会社:注射用エフオーワイ®の安全性情報について. http://maruishi-pharm.co.jp/med2/product-supply286.html(2020.5.10. アクセス)

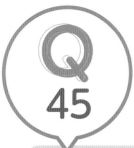

トルリシティ®はなぜ単位設定しなくていいの? どのように投与するの?

トルリシティ®はインスリンではなく、1回使い切り製剤のため、単位数の設定は不要です。

渡邉裕次

週1投与の使い切りキット製剤

デュラグルチド(トルリシティ®)はGLP-1受容体作動薬であり、2型糖尿病治療薬として知られています。GLP-1(glucagon-like peptide 1)とは、もともとヒトの体内にあるホルモンの一種で、膵臓にあるGLP-1受容体に作用し、インスリン分泌を促します。トルリシティ®以外にも存在し、毎日投与するリラグルチド(ビクトーザ®)やエキセナチド(バイエッタ®)、リキシセナチド(リキスミア®)、週1回製剤として投与する持続性エキセナチド(ビデュリオン®)、セマグルチド(オゼンピック®)などが知られています → Q117 。

▼ キット製品を用いた投与法

①キャップを外す　②お腹にあてて、ロックを解除し注入ボタンを押す

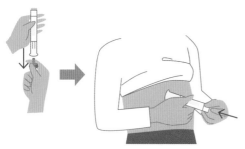

トルリシティ®はインスリンではないため、インスリン補充が必要な1型糖尿病に適応はありません。また、1回の投与により1週間効果が持続するため、週1回の投与でよく、使い切りのキット製品(アテオス®:固定注射針付きシリンジを注入器にセットしたコンビネーション製品)のため、**1本に1回分の薬液が充填されており、単位数設定は不要です。**

投与を忘れた場合、次回投与までの期間が3日間(72時間)以上であれば、気づいた時点でただちに投与し、その後はあらかじめ定めた曜日に投与します。次回投与までの期間が3日間(72時間)未満であれば投与せず、次のあらかじめ定めた曜日に投与します。なお、週1回投与の曜日を変更する必要がある場合は、前回投与から少なくとも3日間(72時間)以上間隔をあけることが必要です。

副作用として、**低血糖**のほか、悪心や便秘、**下痢が比較的高頻度**に起こりやすいため、初回投与後は注意が必要です。

文献
1)大日本住友製薬株式会社,日本イーライリリー株式会社:トルリシティ®皮下注0.75mgアテオス®使い方ガイド. https://www.diabetes.co.jp/assets/pdf/tlc-p166_r0_tlc.pdf(2020.5.10.アクセス)

Q46 生理食塩液+硫酸マグネシウム補正液投与で血管痛が起きたら、どうしたらいいの?

A 投与速度を下げるか、溶媒の量を増やすと血管痛は抑えられます。

渡邉裕次

投与速度や溶媒量を調整して症状をコントロール

　硫酸マグネシウム（硫酸Mg補正液）は、血清Mg濃度低下時の電解質補正に使用されます。

　希釈せずに原液で投与した場合、濃度が濃いため血管痛が起こることがありますが、添付文書上、必ず希釈することとなっているため、原液で投与することはまずありません。希釈すれば濃度が薄まり、血管痛を生じることはなくなりますが、ごくまれに血管痛が起こることがあります。その際は、投与速度を下げたり溶媒の量を増やすと、血管痛がなくなることがあります。

　例えば、30分で投与していた場合は、1～2時間かけて投与したり、生理食塩液50mLに希釈していた場合は、100mL、250mL、500mLなどに変更することによって血管痛は抑えられます。

静脈炎の対応も確認しておく

　静脈炎を起こした場合は、Mg自体に抗がん薬のような殺細胞性はないため、通常の対応で問題ありません。患部の冷罨法やステロイド塗布、症状がひどい場合には皮膚科にコンサルトするなど、施設によって対応は異なるので、自施設の対応フローチャートをいま一度確認しておきましょう → Q121 。

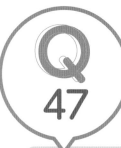

Part 2 その他の製剤

Q47 1日1回投与の抗菌薬を初日は夕方に投与した場合、2日目はいつ投与すればいいの?

A 投与する抗菌薬により対応が異なるため、一概にはいえません。抗菌薬はそれぞれ性質が異なるため、薬剤師に確認しましょう。

渡邉裕次

Part 2

投与時

抗菌薬は性質にあわせて投与時間を判断する

　抗菌薬が効果を発揮するためには、①ターゲットとなる菌に感受性のある抗菌薬なのか、②感染部位に抗菌薬がたどり着くのか、③十分効果を発揮する濃度なのか、の3点をクリアしなくてはなりません。③十分効果を発揮する濃度かどうかというのは、抗菌薬の性質により異なります。抗菌薬は**時間依存的にはたらく薬剤**と、**濃度依存的にはたらく薬剤**があります。時間依存とは、菌に対して一定濃度以上の抗菌薬が作用している時間が長いほど効果を示すことを指します。濃度依存とは、抗菌薬と菌が作用するときに、できる限り濃度が高いほうが効果を示すことを指します。

　時間依存では要求以上の濃度である必要はなく、濃度依存では菌に作用する時間は効果に影響を与えません。これを「PK/PD理論に基づく抗菌薬の投与」といいます。PK/PDの「PK」は薬物動態学(pharmacokinetics)、「PD」は薬力学(pharmacodynamics)の略です。

　さらに、抗菌薬の半減期(T1/2) →Q90 Column を考慮して、次の投与時間を調節します。

1. 時間依存的にはたらく薬剤

　例えば、セフトリアキソンナトリウム(ロセフィン®)は、添付文書上1日1〜2回投与となっており、時間依存的にはたらく抗菌薬です。そのため、翌日は朝でも夕でもどちらでもかまいません。

　一方、バンコマイシン塩酸塩は、1日1〜4回投与で、時間依存的にはたらく薬剤ですが、翌日は朝に投与時間を変更したほうがよい薬剤です。それは、治療薬物モニタリング(therapeutic drug monitoring:TDM) →Q74 Column といって、血中濃度をモニタリングし、有効血中濃度域におさまっているかどうかの確認が必要な薬剤だからです。

　夕方に投与を固定した場合、投与直前の採血で血中濃度を確認するため、検査結果が出るのが夜間になってしまいます。そんな時間では誰も結果を確認することができません。

　事前に投与時間を朝に変更していれば、検査結果は日中に出ます。もし血中濃度が有効治療域を逸脱していれば、結果を確認後、すぐに投与量の変更が可能なため、朝に投与するほうがよい薬剤となります。またTDMは厳密に行うため、朝に投与時間を固定したら、それ以降は毎日同じ時間に投与することが推

75

奨されます。

2. 濃度依存的にはたらく薬剤

濃度依存的にはたらく薬剤の例としては、レボフロキサシン（クラビット®）があります。この抗菌薬は、以前100mgを1日2～3回投

与する薬剤でした。しかし、濃度依存性のため、500mgの錠剤が新たに発売されて、投与回数も1日1回となりました。これは、服薬アドヒアランスの観点からも非常に合理的です。

▼ 抗菌薬の効果的な投与法（イメージ）

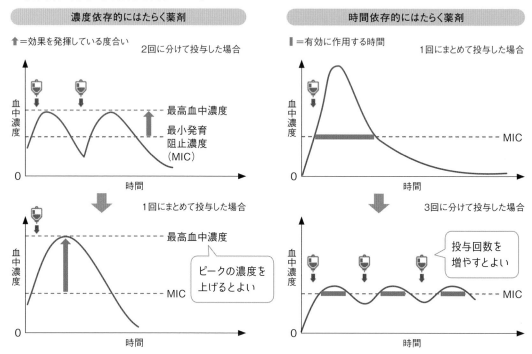

横山登英：抗菌薬の投与間隔の考え方（PK/PD理論）って?. エキスパートナース 2019；35（2）：28-29. より引用

▼ 代表的な抗菌薬のPK/PD理論に基づいた分類

抗菌効果	効果的な投与法	抗菌薬の分類	代表的な薬剤
時間依存性	6時間ごとや8時間ごとなど、1日に3～4回に分けて投与する	ペニシリン系	サワシリン®、ビクシリン®、ユナシン®、ゾシン®など
		セフェム系	セファメジン®α、フルマリン®、マキシピーム®など
		カルバペネム系	メロペン®、チエナム®、オメガシン®など
		リンコマイシン系	ダラシン®、ダラシン®S
	1日に投与する量をできるだけ増やす（可能であれば1回に投与する量を増やす工夫をする）	マクロライド系	ジスロマック®、クラリス®など
		テトラサイクリン系	ミノマイシン®など
		グリコペプチド系	バンコマイシン、タゴシッド®など
濃度依存性	1回に投与する量をできるだけ増やす	キノロン系	クラビット®、アベロックス®、ジェニナック®など
		アミノグリコシド系	ハベカシン®、ゲンタシン®など

三鴨廣繁監修：ナースのための抗菌薬 はじめの一歩. 南山堂, 東京, 2010：10. より引用

献血ベニロン®-Iを溶解後、いつまで投与できるの?

A 溶解後は細菌に汚染されやすいため、すみやかに使用しましょう。

渡邉裕次

 細菌汚染を考慮して、溶解後すぐに使用したい

　乾燥スルホ化人免疫グロブリン(献血ベニロン®-I)は、免疫グロブリン製剤として各種疾患に用いられる薬剤です。凍結乾燥品であり、使用するには注射用水での溶解が必要です。その際、疾患によっては数バイアル必要になり、溶解に時間がかかるため、あらかじめ溶解しておく必要があります。

　溶解後の安定性ですが、献血ベニロン®-Iのインタビューフォームには、37℃で2日間保存した結果、外観変化は認められなかった

とあります。しかし、これはあくまでも外観上の変化であって、細菌の繁殖などはわかりません。さらに、本剤は細菌の増殖に好適なタンパクであり、しかも保存剤を含有していないため、溶解後はできるだけすみやかに使用することと記載されています。献血ベニロン®-Iは重症感染症にも用いる薬剤なので、何時間と時間は決められていませんが、**細菌汚染を考慮して、溶解後すみやかに使用する**ほうがよいでしょう。

　ちなみに、免疫グロブリン製剤にはいろいろな種類があり、献血ベニロン®-I以外に献血ヴェノグロブリン®-IH、献血グロベニン®-I、献血ポリグロビン®N、献血グロブリン注射用、ピリヴィジェン®、ガンマガード®があり、皮下注用や筋注用も含めるとさらに種類は増えます。なぜ、このように種類が多いかというと、それぞれ適応となる疾患が異なるからです。

▼ 献血ベニロン®-Iと注射用水

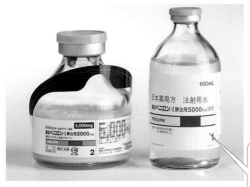

（写真提供：KMバイオロジクス株式会社）

細菌が増殖しやすいため、溶解後はすみやかに使用

Q49 免疫グロブリン製剤は側管から投与できるの?

A 配合変化のリスクがあり、側管から投与することはできません。

渡邉裕次

免疫グロブリン製剤は側管からの投与不可

　乾燥ポリエチレングリコール処理人免疫グロブリン(献血ヴェノグロブリン®-IH)をはじめとする免疫グロブリン製剤は、他剤との混注が認められていない薬剤になります。なぜなら、免疫グロブリン製剤はタンパク質を含んでおり、外観上変化がなくても、他剤との混注によって変性を起こし、力価が低下している可能性があります。そのため、側管から投与することはできません。

　ラインが取れないなどの理由で、やむを得ず同一ラインを使用する場合は、生理食塩液などで投与前後をフラッシュすれば投与が可能です。

　免疫グロブリン製剤にかかわらず、**血液製剤全般は製造番号(ロット番号)の管理が必要**になります。免疫グロブリンは血漿分画製剤と呼ばれ、献血によって得られた血液から、血漿成分を分離して精製した製剤となり、感染症のリスクの高い医薬品として、**特定生物**由来製品に指定されています。

　再び感染症が発生した際に、過去にさかのぼって調査しなくてはならないため、投与された製品名、ロット番号、患者氏名などを帳簿に記載して、20年間保存しておく義務があります。そのため、投与が終わったら製剤が入っていた箱にロット番号シールが貼付されているはずなので、捨てずにとっておきましょう。

▼ 免疫グロブリン製剤の側管投与(一例)

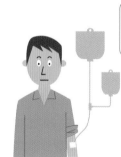

ライン確保が困難な場合は、投与前後に生理食塩液でフラッシュして投与する

献血ヴェノグロブリン®-IH
献血ベニロン®-I　など

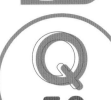

Part 2 その他の製剤

Q50 セレネース®注の空アンプルは捨ててもいいの?

A セレネース®は劇薬であり、オピオイドではないため、使用後の空アンプルは捨ててかまいません。

渡邉裕次

劇薬・毒薬としての取り扱いを守る

医療用医薬品は、薬事法により、特に劇性や毒性の高い医薬品に対し劇薬・毒薬などの区分に分けられています。そのうち、ハロペリドール(セレネース®)は劇薬に指定されており、『劇』の文字を記載し、他の医薬品と区別して保管しなくてはならないなど、さまざまな規制があります。しかし劇薬は使用後のアンプルにおいて特に規制はなく、たとえ残液が残っていたとしても**使用済みのものは病棟で廃棄してもまったく問題はありません。**

同様に、鎮静薬のミダゾラム(ドルミカム®)も捨ててよいか問い合わせを受けることがありますが、こちらは劇薬ですらないため、もちろん捨ててかまいません。

一方、オピオイドは劇薬や毒薬よりも規制が厳しく、患者さんごとに払い出したアンプル数をすべて帳簿に記載して出納管理します。そのため、使用後のアンプルはたとえ空でも回収し、返却しなくてはなりません。未使用アンプルや、残液がある場合も同様に、回収して返却が必要です。オピオイドは特に取り扱いに注意が必要なので、自施設の運用方法は必ず確認しておきましょう → Q31 。

文献
1) 薬事法：第七章 医薬品の取扱い 第一節 毒薬及び劇薬の取扱い.
2) 厚生労働省医薬食品局監視指導・麻薬対策課：病院・診療所における麻薬管理マニュアル, 平成23年4月.
https://www.mhlw.go.jp/bunya/iyakuhin/yakubuturanyou/dl/mayaku_kanri_01.pdf(2020.5.10.アクセス)

\Column/

劇薬と毒薬の違いって何?

医薬品のなかでも特に毒性の強いものを「劇薬」「毒薬」として、他の医薬品と区別しています。判断基準には「LD50」という数値を参考にしており、これはある物質を動物に投与した場合、半数が死亡する数値であり、小さければ小さいほど毒性が高いといえます。内服薬の場合、劇薬はLD50<300mg/kg、毒薬はLD50<30mg/kgと規定されています。つまり、おおよそ毒薬は劇薬の10倍の毒性があるといえます。ただし、薬剤の毒性はLD50だけでは測れません。普通薬だから安全、劇薬だから毒薬よりは安全とは限りません。

Part **2**

投与時

Q51 セファメジン®αは溶解後、いつまで投与できるの?

A 溶解後、48時間以内ならば使用可能ですが、感染予防のため、なるべくすみやかに使用しましょう。

渡邉裕次

臨床では溶解後、数時間で投与したい

　セファゾリンナトリウム（セファメジン®α）は、第一世代のセフェム系抗菌薬として知られています。

　本剤は凍結乾燥品であり、生理食塩液などで溶解する必要があります。しかし、溶解後、何らかの理由により使用しなくなった場合、保存しておき、再使用が可能です。本剤のインタビューフォームには溶解後の安定性が記載されており、生理食塩液や5％ブドウ糖液に溶解した場合、常温もしくは冷所に保存し、48時間以内は力価の低下もなく、色調変化や浮遊物も認めず、安定性が担保されています。そのため、溶解後すぐに使用しなくとも、48

時間以内であれば、理論上は使用することが可能となります。

　しかし、実臨床においては48時間も放置したものを患者さんに使用することはないでしょう。私見部分もありますが、倫理上考えても、数時間が限度ではないでしょうか。これは各施設によりマニュアルが異なると思われるので、施設ごとの判断に従うことをお勧めします。

　また、最近ではジェネリック医薬品も普及してきており、それぞれのメーカーによって回答が異なることもある点、セファゾリンナトリウム以外のすべての抗菌薬が、溶解後48時間以内の安定性が担保されているわけではない点にも注意しましょう。

▼ 主な抗菌薬における溶解後の安定性

一般名（商品名）	室温保存	冷所保存
セファゾリンナトリウム（セファメジン®α）	48時間以内	48時間以内
セフォチアム塩酸塩（パンスポリン®）	8時間以内	8時間以内
セフトリアキソンナトリウム（ロセフィン®）	24時間以内	48時間以内
セフメタゾールナトリウム（セフメタゾン®）	24時間以内	−
セフタジジム（モダシン）	6時間以内	72時間以内
セフォタキシムナトリウム（セフォタックス®）	8時間以内	−
セフォペラゾンナトリウム・スルバクタムナトリウム（スルペラゾン®）	6時間以内	48時間以内
セフェピム塩酸塩（マキシピーム®）	24時間以内	−
セフォゾプラン塩酸塩（ファーストシン®）	−	12時間以内
アンピシリンナトリウム・スルバクタムナトリウム配合（ユナシン®-S）	6時間以内	−
アンピシリン（ビクシリン®）	6時間以内	−
ピペラシリンナトリウム（ペントシリン®）	−	24時間以内
ピペラシリンナトリウム・タゾバクタムナトリウム配合（ゾシン®）	6時間以内	72時間以内
メロペネム（メロペン®）	6時間以内	24時間以内
バンコマイシン塩酸塩（バンコマイシン）	24時間以内	−

●ただし、これは生理食塩液、ブドウ糖液、蒸留水のいずれかに溶解しており、必ずしもこの結果になるとは限らない。外観や色調変化を目視しただけであり、細菌汚染についてはわからないため、溶解後はすみやかに使用することが望ましい

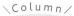

\Column/

配合剤の名前は長すぎる!?

　Q1のコラムでも説明しましたが、薬剤の名前はルールに則ってつけられています。複数の成分が含まれた配合剤では、本来すべての薬剤名を表記すべきですが、あまりに長いため配合剤用の略名が日本ジェネリック医薬品学会より提唱されています。一例を表に示します。

▼ 配合剤の名称（一例）

薬効	配合剤先発名称	配合剤後発名称	成分1	成分2
気管支喘息治療薬	シムビコート®	ブデホル	ブテソニド	ホルモテロール
オピオイド鎮痛薬配合剤	トラムセット®配合錠	トアラセット	トラマドール	アセトアミノフェン
緑内障治療薬	デュオトラバ®配合点眼液	トラチモ	トラボプロスト	チモロール
	ザラカム®配合点眼液	ラタチモ	ラタノプロスト	チモロール
	コソプト®配合点眼液	ドルモロール	ドルゾラミド	チモロール
月経困難治療薬	ルナベル®配合錠	フリウェル	ノルエチステロン	エチニルエストラジオール
高血圧	エカード®配合錠	カデチア	カンデサルタン	ヒドロクロロチアジド
	アイミクス®配合錠	イルアミクス	イルベサルタン	アムロジピン
	ユニシア®配合錠	カムシア	カンデサルタン	アムロジピン
	ミカムロ®配合錠	テラムロ	テルミサルタン	アムロジピン
	ミコンビ®配合錠	テルチア	テルミサルタン	ヒドロクロロチアジド
	エックスフォージ®配合錠	アムバロ	アムロジピン	バルサルタン
	コディオ®配合錠	バルヒディオ	バルサルタン	ヒドロクロロチアジド
	プレミネント®配合錠	ロサルヒド	ロサルタン	ヒドロクロロチアジド
高血圧/脂質異常症	カデュエット®配合剤	アマルエット	アムロジピン	アトルバスタチン
抗菌薬	ゾシン®静注用	タゾピペ	タゾバクタム	ピペラシリン

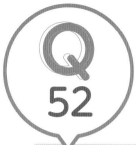

Q52 メイロン®は開封後、いつまで投与できるの?

A 薬効が失なわれるため、使用直前に開封し、開封後はただちに使用しましょう。

渡邉裕次

 インジケーターの色が変わっていたら使用しない

　アシドーシスの治療に使用される製剤の炭酸水素ナトリウム(メイロン®)には、プラスチックアンプルやソフトバッグ製剤がありますが、いずれもガスバリア性でできたフィルムの外袋に包装されています。これは空気に触れると、メイロン®の主成分である炭酸水素ナトリウムが、炭酸ナトリウムに変化してしまい、薬効が失われるためです。そのため、インジケーター(黄色)が付属しており、外袋に穴が開いている場合、インジケーターが空気に触れて紫色に変化します。

　したがって、開封前にすでにインジケーターが紫色だった場合、その製品は主成分が変化しているため使用できません。さらに、経時的に分解していくため、メイロン®は使用直前に開封し、開封後ただちに使用しなければなりません。開封後、時間の経過したものは、使用しないようにしましょう。

　メイロン®以外によく使用される薬剤で、輸液製剤のビカーボン®などにもインジケーターがついているので、こちらの薬剤も開封後ただちに使用することが望ましいでしょう。

▼ メイロン®外袋にあるインジケーターの変化

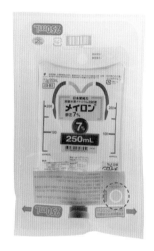

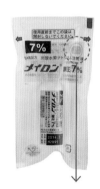

外袋の密封性が損なわれると…

使用可　　　　　　　　使用不可

(写真提供:株式会社大塚製薬工場)

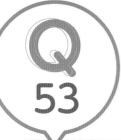

Q53　KCLを混注した輸液の遮光は必要なの?

A　当日中に投与を完了するのであれば、遮光は不要です。

渡邉裕次

 KCLの薬効は光で分解されない

　塩化カリウム(KCL)は、血中カリウムの補正目的で使用しますが、ご存知のとおりカリウムは急激な上昇により心停止を招きます。そのため、輸液に混注したかどうか、均一に混ざり合っているかどうか確認できるよう、リボフラビン(ビタミンB₂)が添加されています。

　リボフラビンは黄色く、一目で輸液中のKCLがわかるようになっています。しかし、このリボフラビンは光によって退色するため、通常は遮光して保存されています。輸液に混注した場合も遮光が必要に思えますが、このリボフラビンは薬効には関係なく、ただの着色剤です。また、たとえ光に当てたとしても、10時間後で80%以上が分解されずに残るため、混注後、当日中に投与完了するならば、あえて遮光する必要はありません。

　カリウム製剤にはさまざまな種類がありますが、どの製剤も原則として以下の3点を厳守します。

　①濃度は40mEq/L(20mEq/500mL)

　②投与速度は20mEq/時以下(1分間に8mLを超えない速度)

　③1日総投与量は100mEq/日以下(内服も)

　これは臨床に携わる者として、頭に入れておかなければならないことです。過去にカリウム製剤を薄めず、急速静注したことによる死亡例もあるので、必ず覚えておきましょう。

文献
1) 丸石製薬株式会社：医療関係者情報サイト.
http://www.maruishi-pharm.co.jp/medicalstaffs/index.html(2020.5.10.アクセス)

▼ KCL(一例)

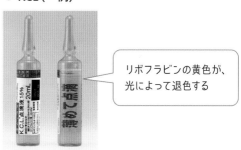

リボフラビンの黄色が、光によって退色する

(写真提供：丸石製薬株式会社)

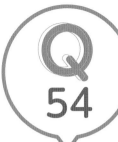

Q54 フルカリック®や エルネオパ®NFは、 なぜ遮光しなければいけないの?

A 輸液中に含まれるビタミンの分解を防ぐためです。

渡邉裕次

経口摂取ができない場合は、点滴で栄養を摂ることになりますが、その際に投与される薬剤として、高カロリー輸液があります。フルカリック®やエルネオパ®NFなどに代表される高カロリー輸液は、糖分やアミノ酸を含み、生きていくうえで必要となるカロリーを摂取することが可能です。また、ビタミン類も含まれており、高カロリー輸液を投与する場合に必須となるビタミンB_1も入っています。

遮光によってビタミンの 安定性を保つ

高カロリー輸液に含まれる糖分を分解する過程ではビタミンB_1が必要で、もしビタミンB_1を投与しなかった場合、アシドーシスが起こり、重篤な経過をたどることになります。しかし、このビタミンB_1は光で分解してしまうため、投与中は遮光しながら投与する必要があります。もちろん、ビタミンB_1だけでなく、他のビタミンも含有されているため、それらの分解を防ぐ目的でも、遮光は必要です。

メイラード反応にも 注意したい

ちなみに、フルカリック®やエルネオパ®NFが上室と下室に分かれているのは、糖分とアミノ酸を分けるためです。この２つが反応すると経時的に褐色物質を生成して着色する現象（メイラード反応）が起こるため、使用直前まで反応しないように分けられています➡ Q5。

▼ 遮光が必要な高カロリー輸液（一例）

- フルカリック®
- エルネオパ®NF
- ピーエヌツイン®
- ネオパレン®
- ワンパル®
- ミキシッド®

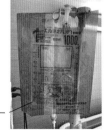

遮光カバー

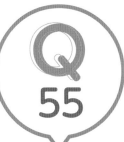

ビタメジン®静注用の遮光は必要なの?

長時間の点滴では、遮光しておいたほうが安心です。

渡邉裕次

臨床上、遮光の対応は施設によって異なる

　ビタメジン®静注用は、ビタミンB$_1$、B$_6$、B$_{12}$を含有するビタミン製剤です。これらのビタミンは光に分解しやすいので、点滴静注時は遮光が必要です。しかし、ビタメジン®静注用は3分以上かけて投与すればよいため、短時間投与の場合は遮光不要です。

　また、ビタメジン®静注用は凍結乾燥注射薬であり、何かで溶解しなければなりません。溶解した薬剤によって、ビタメジン®静注用の安定性が変わってくるので、混注後は遮光してすみやかに使用すべきです。なかでも光で分解が早いのは、ビタミンB$_{12}$です。例えば、生理食塩液に溶解した場合の散光下では、ビタミンB$_1$とB$_6$は24時間後でも98%残存するのに対し、ビタミンB$_{12}$は59%まで力価が低下します。この結果をみれば遮光が必要と考えがちですが、ビタメジン®静注用を投与する最大の理由は、糖を分解するときに必要なビタミンB$_1$の補充です。これが不足すると、糖

をうまく利用できず、アシドーシスになることがあります。そのため、本剤の投与ではビタミンB$_1$さえ補えればよいので、施設によっては遮光しないで投与する病院もあります。自施設でのマニュアルを確認しておきましょう。

▼ 遮光が必要なビタミン製剤およびビタミン含有輸液

- エルネオパ®NFやフルカリック®などの高カロリー輸液 → Q54
- ビタミンB$_1$：アリナミン®F
- ビタミンB$_2$：リボフラビン
- ビタミンB$_6$：ピドキサール®
- ビタミンB$_{12}$：メチコバール®
- ビタミンC：ビタシミン®
- ビタミンK：ケイツー®N
- 総合ビタミン：ビタメジン®、ビタジェクト®、マルタミン®、オーツカMV、ネオラミン®・マルチV、ネオラミン®・スリービー　など

●ただし短時間投与であれば、この限りではない

Q56 フォルテオ®はどのように投与するの?

A 投与方法はインスリン自己注射と近いですが、空打ちは初回のみ、単位設定は不要です。使用前後とも冷所保存なので、よく確認しましょう。

渡邉裕次

空打ち不要、冷暗所で保管する

骨粗鬆症治療薬のテリパラチド(フォルテオ®)は遺伝子組換えヒト副甲状腺ホルモン(PTH)(1-34)製剤であり、1日1回、皮下注射する薬剤です。初回使用時のみ、インスリンと同様に空打ちが必要ですが、毎回の空打ちは不要です。

1. 投与方法

フォルテオ®には単位数などの設定はないため、注射針を装着したら、黒い注入ボタンを止まるまで(赤い線が見えてくる)引っ張ります。そのあとの空打ち方法はインスリンと同様に行います。皮下注する場合も黒い注入ボタンを引っ張り、注射し、5秒以上経ってからボタンを押したまま引き抜きます(ボタンを離してから引き抜くと、血液が逆流して使えなくなる)。

注射針の廃棄方法はインスリンと同じで

す。使用できる注射針もインスリンで使用できるBD マイクロファインプラス™やナノパスニードルが適合します。

2. 投与後・保管方法

投与終了後は30分程度安静にしておきます。これは、本剤投与直後から数時間後にかけて、ショック、一過性の急激な血圧低下に伴う意識消失、けいれん、転倒が現れることがあるためです(PTHに血管平滑筋拡張作用があり、そのために血圧低下が起こる)。

投与後、インスリンであれば常温保存ですが、フォルテオ®は使用前・後ともに冷所保存となります。あわせて説明書も確認しましょう。

文献
1) 日本イーライリリー株式会社:フォルテオの使い方マニュアル「フォルテオをお使いの患者さんへ」
https://www.lillymedical.jp/jp/JA/_Assets/non_public/Forteo/PDF/FRT_IRYO_manual_FRT-P003.pdf
(2020.5.10.アクセス)

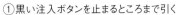

▼ フォルテオ®の投与方法

①黒い注入ボタンを止まるところまで引く

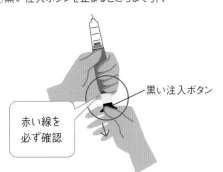

赤い線を
必ず確認

黒い注入ボタン

②穿刺部に当てて注射針を刺し、黄色いシャフトが見え
なくなり、黒いボタンが止まるまで親指でゆっくりとまっ
すぐ押す。そのまま5秒以上待ち、黒いボタンを押した
まま注射針を皮膚から抜く

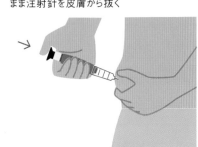

Part
2

投
与
時

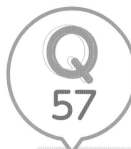

Q57 モビプレップ®に、とろみをつけて投与してもいいの?

A とろみや香料などを添加することはできません。

渡邉裕次

 誤嚥リスクがある場合、他の方法も検討する

モビプレップ®は、大腸内視鏡検査や大腸手術時の前処置として使用される経口腸管洗浄薬です。

水分としてかなりの量(1.5〜最大3L程度)を飲むため、高齢者の場合は誤嚥のリスクを排除する目的で、水分にとろみなどをつけることがありますが、モビプレップ®ではそのような対応はできません。理由として、モビプレップ®溶解液に他成分や香料を添加した場合、浸透圧や電解質濃度が変化したり、腸内細菌により可燃性ガスが発生したりする可能性があるためです。

そのため、モビプレップ®はとろみづけせず、決められた使用方法で投与しましょう。誤嚥が懸念される場合は、他の方法で前処置が必要となります。

最近ではビジクリア®という経口腸管洗浄薬の内服のみで前処置をすることも可能ですが、比較的大きめの錠剤を計50錠も飲まないといけないので、高齢者には不向きです。いずれも医師とよく相談して決めるとよいでしょう。

また、ニフレック®という薬剤もありますが、これは水に溶かした薬液全量を服用しなければならず、全部で2〜3L服用する必要があります。矯味はされていますが、決しておいしいわけではないので、ニフレック®と同じ成分を濃い濃度で配合し、代わりに水やお茶を飲むことにより体内で希釈するよう開発された薬剤がモビプレップ®です。それぞれの薬剤で利点・欠点はありますが、モビプレップ®では薬液を服用する量が減り、具体的にはモビプレップ®1Lに対し、水かお茶500mLを服用するので、服用時の患者さんの負担が軽減されました。

▼ モビプレップ®配合内用剤

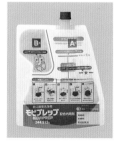

(写真提供：EAファーマ株式会社)

Q58　ロキソニン®を服用中に、カロナール®を追加できるの？

Part 2

投与時

A 作用メカニズムが異なるため、追加することが可能ですが、併用のリスクとベネフィットを考慮して対応します。

渡邉裕次

 NSAIDsとカロナール®は併用してよい

ロキソプロフェンナトリウム（ロキソニン®）に代表される非ステロイド抗炎症薬（NSAIDs）や、アセトアミノフェン（カロナール®）などの鎮痛薬は、軽度の疼痛からがん性疼痛に使われるほど、広く使用されています。しかしNSAIDsはご存知のとおり、腎障害や消化性潰瘍、消化管出血の既往などがあると使いにくい薬剤のため、カロナール®が使用されることもあります。

この両薬剤はどちらも作用機序が異なるため、一方で疼痛緩和されないならば、併用することも可能です。しかし、緩和医療では、ロキソニン®やカロナール®を1日3〜4回服用することもあり、オピオイドであれば1日1〜2回の服用で済むため、アドヒアランス向上および、QOLを保つためにも、早期にオピオイド導入を考慮する必要があります。

 併用時の副作用に注意

ロキソニン®とカロナール®のどちらがすぐれているかは、疼痛は個人差があるので一概にはいえませんが、どちらもガイドライン上は強く推奨される薬剤です。カロナール®のほうが副作用は少なく、臨床でよく使用されている印象です。

しかし、2剤を併用した場合、副作用が起こる可能性があり、気をつけなくてはいけません。代表的なものとして、**血圧低下や肝障害、腎障害**が起こることが知られています。高齢者などは血圧低下により、ふらつきの原因にもなるので、注意が必要です。

文献
1）日本緩和医療学会編：がん疼痛の薬物療法に関するガイドライン2020年版. 金原出版, 東京, 2020.

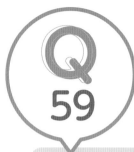

Q59 エレンタール®は、溶解後いつまで投与できるの?

A 常温であれば、溶解後から投与完了までは12時間以内です。しかし、できる限り早く使用するようにしましょう。

渡邉裕次

 冷所保存で、使用できる時間が延長可能

　経腸栄養剤のエレンタール®は、経管投与が可能な成分栄養剤として知られています。本剤は粉末状になっており、常温水や微温湯約250mLで溶解して使用します。

　溶解後は、常温であれば12時間以内に投与を完了しなくてはなりません。これはエレンタール®が糖分やアミノ酸を含有しており、微生物が発育しやすい環境にあるためで、12時間を超えると、菌数の増加が認められることが報告されています。しかし、5℃前後の冷所に保存した場合、24時間以内の菌数の増加は認められず、使用可能となります。

　エレンタール®には小児用のエレンタール®Pという製剤もあり、溶解後の安定性が異なります。エレンタール®と同様の理由から、こちらは常温で溶解後6時間以内であれば投与でき、冷所に保存した場合は30時間以内であれば使用可能となっています。

　いずれも経過時間に限らず、できるだけ溶解後すぐに使用するほうがよいでしょう。

▼ **主な経腸栄養剤における溶解後の安定性**

ラコール®NF配合経腸用半固形	外観から内容成分の変質が判断しづらいため、開封後保存は避ける
ラコール®NF配合経腸用	開封後、冷所で24時間以内
アミノレバン®EN	溶解後、冷所で10時間以内
ヘパンED®	溶解後、常温で6時間、冷所で24時間
エネーボ®配合経腸用	開缶後、冷所で48時間
エレンタール®	溶解後、常温で12時間以内、冷所で24時間
エレンタール®P	溶解後、常温で6時間以内、冷所で30時間以内
エンシュア・リキッド、エンシュア®・H	開缶後、冷所で48時間(48時間以上はビタミンCの含量低下、色・形状・においは72時間まで問題なし)
ツインライン®	A液＋B液混合後は常温で12時間以内 無菌性は不明のため、口をつけたら残液は廃棄

●ただし、いずれの場合もすみやかに使用することが望ましい

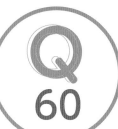

Q60 透析患者さんにイーケプラ®を服用してもらう場合、どのタイミングがよいの?

A 透析性があるため、朝ぶんはいつもどおり服用させ、透析日は透析後に追加内服が必要になります。

渡邉裕次

腎排泄型薬剤は、透析によって除去されてしまう

レベチラセタム(イーケプラ®)は抗てんかん薬として知られ、部分てんかんの第一選択薬の1つです。この薬剤は腎排泄型薬剤であり、透析により約80%が除去されることがわかっています。そのため、透析を行っている患者さんは透析後に除去されたぶんの補充が必要になります。

投与量は透析日、非透析日にかかわらず1日500〜1,000mgを投与し、透析日は透析後に追加で250〜500mgを補充します。イーケプラ®には注射薬もあり、投与量に関しては内服、点滴どちらも同量のため、内服できない状況であれば点滴での補充も可能です。

▼ 透析患者に対するイーケプラ®の投与

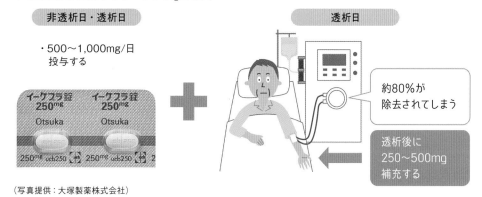

非透析日・透析日

・500〜1,000mg/日
　投与する

透析日

約80%が
除去されてしまう

透析後に
250〜500mg
補充する

(写真提供:大塚製薬株式会社)

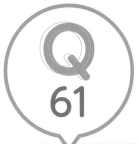

Q61 半夏瀉心湯は、食前・食後の服用ではどちらがいいの?

A 漢方薬は基本的には、食間に服用するのが最も効果的ですが、患者さんの状態にあわせてかまいません。

渡邉裕次

漢方薬は生薬と呼ばれる薬用植物などを煎じた薬剤です。通常は、煎じ薬を乾燥し、顆粒状にされたもの(エキス製剤)が市販されています。漢方薬独特の香りや味も、効果によい影響があるといわれています。

半夏瀉心湯(はんげしゃしんとう)はやや虚弱で、炎症(熱)がある急・慢性胃腸カタル、醗酵性下痢、消化不良、胃下垂、神経性胃炎、胃弱、二日酔、口内炎、神経症などに効果があるといわれる薬剤です。

ゆっくり口に含み、服用するのもよい

抗がん薬の副作用で起こる口内炎は粘膜障害が原因のため、そのままにしていてもなかなか治りません。そこで、このような口内炎には半夏瀉心湯を投与することがあります。内服の際は、食間(食事と食事の間の空腹時、食後2時間)がよいとされていますが、口内炎で食事がままならないなら、食前でもかまいません。一方、飲み忘れるようであれば食後の服用も選択肢としてあります。

顆粒をそのまま口に含んで水で服用することが通常の服用方法です。しかし冒頭に述べたように、漢方薬はエキス製剤となっており、本来は煎じ薬として飲むのが最も効果的といわれています。口内炎がある場合、半夏瀉心湯をぬるま湯に溶いて、ゆっくり口に含んでしっかり味わって服用するといいでしょう。

文献
1) 山田みつぎ:副作用マネジメントの工夫 口内炎.ベクティビックス医療関係者向け情報, 武田薬品工業株式会社. https://www.takedamed.com/medicine/vectibix/t4_3(2020.5.10.アクセス)

▼ 抗がん薬による口内炎に対する服用方法

疼痛がひどく食事がとれないとき

食前 でも可

(写真提供:ツムラ株式会社)

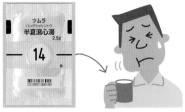

ぬるま湯に溶いて、ゆっくり口に含む

飲み忘れることが多いとき

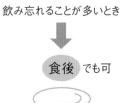

食後 でも可

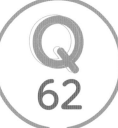

Q62 ヒアレイン®はコンタクトレンズの上から点眼しても大丈夫なの?

 A 問題ありません。

渡邉裕次

点眼薬に含まれる防腐剤に注意する

精製ヒアルロン酸ナトリウム(ヒアレイン®点眼液)は、ドライアイなどでよく処方される点眼薬の1つです。点眼薬は、開封後1か月ほど使用するため、使い切り製剤以外は防腐剤が含まれています。この**防腐剤のうち、ベンザルコニウム塩化物を含有するもの**は、角膜上皮障害を引き起こすため、コンタクトレンズを使用している場合は点眼することはできません。なぜなら、コンタクトレンズの特にソフトレンズは、防腐剤を吸着する性質があるため、角膜への接触時間が長くなって障害を起こすリスクがあるためです。

以前は、ヒアレイン®点眼液にもこのベンザルコニウム塩化物が含有されていたので、コンタクトレンズには使用することはできませんでした。その後、**防腐剤をクロルヘキシジングルコン酸塩に変更**したため、本剤をコンタクトレンズに使用できるようになりました。ですから、コンタクトレンズを装着していても、ヒアレイン®点眼液を使用すること

は問題ありません。

また、ヒアレイン®点眼液にはヒアレイン®ミニ点眼液という、1回使い切り製剤もありますが、この製剤は使い切りのため、防腐剤が含まれていません。そのため、こちらもコンタクトレンズ装着時に使用可能です。

最近では、防腐剤無添加のPF点眼液もあります。PFとは、preservative(防腐剤)freeの意味です。

▼ 点眼薬の主な種類

水溶性点眼液	・有効成分が均一に混ざり合っている ・ほとんどの点眼液が該当 　例 ヒアレイン®、アレジオン®、市販の点眼液全般
懸濁性点眼液	・有効成分が懸濁されており、使用前によく振って均一に混ざり合うようにしてから点眼する 　例 カリーユニ®、フルメトロン®
ゲル化点眼液	・点眼後にゲル化し眼内にとどまるため、点眼回数が少なくて済む 　例 チモプトール®XE、オフロキサシンゲル化
用時溶解点眼液	・凍結乾燥品や錠剤を添付の溶解液で溶解が必要 　例 ベストロン®、カタリン®、カタリン®K
眼軟膏	・目に使用する軟膏で、直接塗布も可能 　例 タリビッド®、フラビタン®、ゾビラックス®

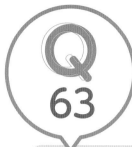

Q63 緑内障ではない側の目に、誤ってキサラタン®を点眼した場合どうなるの?

A 1回点眼した程度では、影響は少ないと思われます。

渡邉裕次

キサラタン®は副作用の少ない点眼薬

　ラタノプロスト(キサラタン®点眼液)は緑内障治療薬のうち、プロスタグランジン関連薬に分類され、第1選択薬として最も使用されている点眼薬です。その理由として、すぐれた眼圧低下効果と副作用の少なさが挙げられます。そのため、緑内障ではない側に点眼しても、1回程度なら気にするような副作用は起こらないと思われます。

　間違えて投与した場合は、流水でよくすすいで経過観察し、症状がひどい場合は眼科医の診察を仰ぎましょう。副作用として充血や色素沈着が挙げられますが、これらは可逆性のため、たとえ起こったとしても、その後薬剤を使用しなければ治ります。

気管支喘息や房室ブロックのある場合は要注意

　緑内障治療薬には、これ以外にβブロッカーを含有した点眼薬があります(チモロールマレイン酸塩〈チモプトール®など〉、ブリモニジン酒石酸塩・チモロールマレイン酸塩〈アイベータ®〉、カルテオロール塩酸塩〈ミケラン®など〉、カルテオロール塩酸塩・ラタノプロスト配合〈ミケルナ®〉など)。この種類の点眼薬は、点眼した後、全身にも薬剤がいきわたり、気管支喘息や房室ブロックのある患者さんは症状が悪化するため、禁忌となっています。通常、気管支喘息や房室ブロックのある患者さんに処方されることはありませんが、別の患者さんに誤って投与された場合は注意が必要です。

　点眼薬は局所作用を期待するものなので、副作用が少ないと思われているかもしれません。しかし、薬剤は下涙点から涙とともに鼻涙管を通り、そこから全身にいきわたるとされています →Q104 。このような全身性の副作用も起こりうることをおさえておきましょう。

文献
1) 日本眼科学会 日本緑内障学会緑内障診療ガイドライン作成委員会編:緑内障診療ガイドライン(第4版), 2018.
http://www.nichigan.or.jp/member/guideline/glaucoma4.jsp(2020.5.10.アクセス)

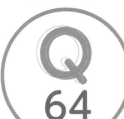

Q64 ベストロン®の溶解方法、溶解後の保管はどうしたらいいの?

A 必ず専用溶解液で溶解してから使用します。溶解後は冷所に保存して7日間使用できるので、溶解日をメモしておきましょう。

渡邉裕次

溶解時は必ず専用液を用いる

セフメノキシム塩酸塩(ベストロン®点眼用)は、点眼薬のなかで唯一セフェム系の抗菌薬を含有した点眼薬です。この製剤は凍結乾燥製剤であり、バイアルのなかに粉末が入っており、用時溶解が必要です。溶解液には溶解補助剤や、安定剤、保存剤が含まれているので、注射用水ではなく、必ず専用溶解液で溶解します。

よく間違う事例として、粉末のみを溶解せずに内服してしまったり、専用溶解液のみ点眼してしまうことがあるので、溶解方法が記載された添付の遮光袋を必ず確認しましょう。

また、溶解後は15℃における保存条件で7日間までの安定性が担保されているので、それ以上使用する場合は、新たなベストロン®点眼液を使用します。

ちなみにベストロン®の名前の由来は、英語のbest(最適のもの)とstrong(作用が強い)を組み合わせて命名されています。

▼ ベストロン®の溶解方法

①粉末ビンのフタを親指で押し上げる　②溶解液ビンの大キャップを外して開封し、粉末ビンに差し込みよく振り、粉末を完全に溶かす　③溶解液ビンに薬液を移し、粉末ビンを取り外し、大キャップを閉める　④小キャップを外して使用する

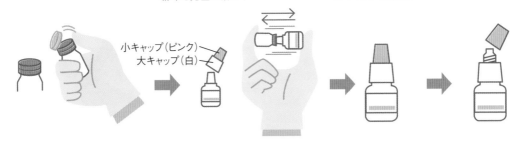

小キャップ(ピンク)
大キャップ(白)

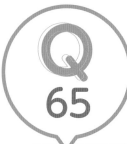

Q65 デスモプレシン点鼻液は どのように投与するの？ 両鼻腔に使用するの？

 投与時は点鼻チューブを使って、どちらかの鼻腔に1 噴霧します。

渡邉裕次

1回2噴霧の場合は、両鼻腔に投与する

　デスモプレシン酢酸塩は、中枢性尿崩症治療薬として知られている薬剤です。内服薬ではなく点鼻薬ですが、使用方法がやや複雑なので注意が必要です。なお、使用方法が難しい場合は、直接噴霧するだけのスプレータイプもあり、そちらのほうが使用方法は簡便です。

　投与は、片方の鼻腔だけで効果がありますが、1回に2噴霧する場合は両鼻腔に1噴霧ずつ投与する必要があります。

▼ デスモプレシン（一例）

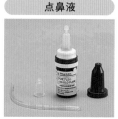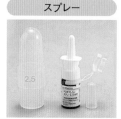

点鼻液　　　スプレー

（写真提供：フェリング・ファーマ株式会社）

▼ デスモプレシンの鼻腔内投与方法

①目盛付点鼻チューブの入り口に、瓶のチートを軽く当てる。自動で薬剤が点鼻チューブ内に入るため、必要な目盛まで薬液が入ったらチートを離す

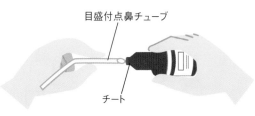

目盛付点鼻チューブ

チート

②点鼻チューブの端から1.5～2cmのところを指でつまみ、鼻孔内に差し込む。点鼻チューブのもう一端を口にくわえ、息を止め、頭をそらし、短く強く薬液を吹き込む

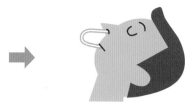

Q66 アクテムラ®の補助具ってあるの?

A シリンジタイプには専用補助具があります。ペン型注射器タイプには補助具はありませんが、専用アタッチメントがあります。

渡邉裕次

 補助具を活用して、自己注射をサポートする

トシリズマブ(アクテムラ®)は、関節リウマチなどに使用される自己注射型の製剤です。1回162mgを1～2週間隔で皮下注射し、通常投与開始から12週までに効果が得られるはずですが、12週までに治療反応が得られなければ継続の可否を慎重に考慮する必要があります。

関節リウマチの患者さんは手指の変形がみられることもあり、皮下注射が難しい人もいるので、皮下注シリンジには専用補助具(アクテミー)があります ➡ Q114 。

ペン型注射器(オートインジェクター)には補助具はありませんが、確実に皮下注射できるようサポートする専用アタッチメントがあります。

シリンジ製剤はあらかじめ薬液が封入されており、投与時の薬剤の調製が不要となっています。そのため、自己注射の手技さえ覚えられれば、誰でも投与することが可能です。

しかし、関節リウマチの患者さんは手指が変形してしまい、動かしづらかったり、力が入れにくい場合があります。そのような患者さんのために、オートインジェクター製剤が開発されました。これはボタン1つで薬液が投与できるため、操作が非常に簡便です。それでも投与が難しい患者さんは、4週間に一度、外来にて点滴することも可能です。

関節リウマチの薬剤のうち、自己注射できる薬剤はほかにもあり、エタネルセプト(エンブレル®)、アダリムマブ(ヒュミラ®)、セルトリズマブ ペゴル(シムジア®)、アバタセプト(オレンシア®)、ゴリムマブ(シンポニー®)が知られています。このうち、シンポニー®は4週間に一度の投与で済むため、自己注射ができない患者さんでは、外来で診察後そのまま投与できます。打ち忘れなどのリスクもなく、メリットの高い薬剤といえるでしょう。

文献
1) 中外製薬株式会社:アクテムラ®皮下注「自己注射/患者指導のための手引き」.
https://chugai-pharm.jp/contents/za/037/(2020.5.10.アクセス)

▼ 専用補助具（アクテミー）を用いた投与

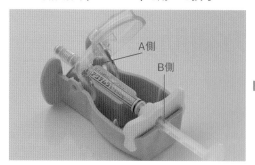
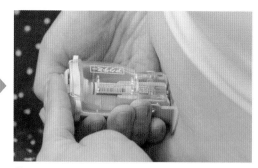

①針キャップを付けたまま、シリンジの針先をA側、フランジをB側の溝に置く

②正しく装着したら、針先を皮膚に対して90°の角度でまっすぐと刺す。内筒をゆっくり押して薬液を注入する

▼ ペン型注射器の専用アタッチメント

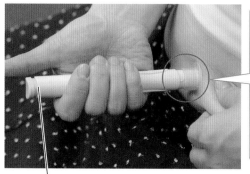
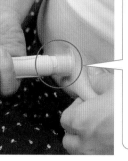

ペン型注射器

専用アタッチメント

● ペン型注射器の先端部に取り付ける

（写真提供：すべて中外製薬株式会社）

手術・検査
に関するギモン

- 手術で注意したい薬剤
- 検査で注意したい薬剤

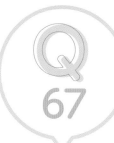

Q67 メマリー®20mg服用中の患者さんが手術のため一時休薬。何mgから再開するといいの?

A 服用開始時と同様に、副作用の発現を抑えるため、1日1回5mgからの投与開始を検討します。1週間を超える休薬があった場合は、特に漸増法で投与しましょう。

梅田将光

抗認知症薬のメマンチン塩酸塩（メマリー®）の主な副作用として、浮動性めまいや傾眠、激越（げきえつ）などの精神症状が知られています。

海外の臨床試験においては、特に投与開始初期に副作用の発現率が高く、急に増量した場合に副作用の発現率が高くなる可能性が示唆されました。その結果、副作用の発現を抑えることを目的に、メマリー®には1日1回5mgから投与を開始し、5mgずつ増量する漸増法が設定されています。

一時休薬後の再開時も1日1回5mgから

一時休薬後の再開について考える際にも、投与開始初期と同様に副作用の発現を抑えることを目的として1日1回5mgから投与を再開することを検討する必要があります。

休薬後の再開時における投与量を検討した具体的なデータはありませんが、臨床試験においては、休薬期間が1週間以内の場合は維持量の20mgで再開し、1週間を超える休薬があった場合は漸増を必要としています。また、半減期（T1/2）→Q90 が55.3〜71.3時間で

あることからも、1週間を超える休薬があった場合にはメマリー®の血中濃度がおおむね消失していることが予想されます。

上記のことから、1週間を超える休薬があった場合には特に1日1回5mgから投与開始し、服用開始時と同様に1週間に5mgずつ増量する漸増法により投与再開をする必要があると考えられます。

メマリー®は、手術前に必ずしも休薬する必要はありません。メマリー®OD錠であれば、水なしで服用も可能です。

メマリー®の過量投与時には、不穏、幻視、けいれん、傾眠、昏迷、意識消失などの症状が報告されており、そのような症状がみられた際には投与を中止し、適切な対症療法を行う必要があります。その際の特異的な中和剤はありません。また、投与中止による退薬症状 →Q7 Column は報告されていません。

▼ メマリー®の服用方法

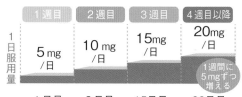

	1週目	2週目	3週目	4週目以降
1日服用量	5mg/日	10mg/日	15mg/日	20mg/日 1週間に5mgずつ増える
	1日目	8日目	15日目	22日目

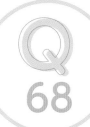

Q 68 パーキンソン病治療薬のネオドパストン®を服用中、手術当日は中止をすべき？中止した場合、どのような問題があるの？

A パーキンソン病治療薬の内服薬中断では、パーキンソン症状の悪化や悪性症候群が問題となります。可能な限り内服を継続し、内服を中止する際には他の投与方法を検討します。

梅田将光

術前後に絶食がある場合は、剤形変更を考慮する

　パーキンソン病の代表的な症状として、運動の開始が遅れる、運動自体が少なくなる、動作が遅くなる症状（＝無動）や、手足や顔面などに起こる震えの症状（＝振戦）、全身の筋肉がこわばって硬くなり、身体を動かそうとする際もスムーズさがなくなる症状（＝筋強剛）、安定した姿勢を保つのが困難となる症状（＝姿勢保持障害）などの運動症状があります。このような症状に対しては、ドロキシドパ（ドプス®）やレボドパ・カルビドパ（10:1）配合（ネオドパストン®）などのパーキンソン病治療薬が用いられることが一般的です。

　パーキンソン病治療薬の内服中断では、それによって生じる可能性があるパーキンソン症状の増悪や、悪性症候群（高熱、発汗、意識の曇り、手足の震えや身体のこわばり、頻脈、血圧上昇、横紋筋融解などをきたす症状）の発症が問題となるため、手術前には可能な限りパーキンソン病治療薬の内服を継続する必要があります。

　手術前後に絶食を要する手術を受ける場合には、内服以外での投与方法を検討する必要

があり、レボドパ（ドパストン®）静注や、経皮吸収型製剤であるロチゴチン（ニュープロ®パッチ）への切り替えを考慮する必要があります。また、アポモルヒネ塩酸塩（アポカイン®）皮下注も、短時間のレスキューには有用とされています。

製剤の切り替え時は、副作用症状に注意したい

1. レボドパ静注への切り替え

　レボドパ・カルビドパ（10:1）配合（錠）からレボドパ静注へ切り替えた際の正確な換算用量の報告はありませんが、『パーキンソン病診療ガイドライン2018』[1]において、レボドパ・カルビドパ（10:1）配合薬100mgに対し、レボドパ静注50〜100mgを静脈内に1〜2時間かけて点滴投与する方法が示されています。また、持続点滴についても有用である可能性が示されています。

　静注への切り替え直後は、不随意運動などの副作用症状の発現に十分注意することが重要です。

2. ロチゴチンへの切り替え

レボドパ・カルビドパ（10：1）配合（錠）からロチゴチンへの切り替えの際には、レボドパ100mgに対しロチゴチン9mgが相当すると考えられています。しかし、この換算量はめやすであるため、患者さんの状態に応じて適宜用量を調整する必要があります。

レボドパの投与量がもともと多い場合、ロチゴチンの単独投与では投与量が不十分となる可能性が考えられ、レボドパ静注やアポモルヒネの併用も考慮する必要があります。

ロチゴチンの特徴的な副作用としては悪心・嘔吐、傾眠、突発的睡眠、幻覚などの精神症状があり、切り替えの際にはこれらの副作用症状の発現には十分に注意が必要です。

また、ロチゴチンは貼付薬の支持体にアルミニウムが使用されているため、MRI検査時や電気的除細動、電気メスなどのジアテルミー（高周波療法）を行う際には火傷の恐れがあります。そのため、必ず前もって貼付薬を外しておく必要があります。

アポモルヒネの使用に際しては、血圧低下や悪心などの副作用に注意が必要です。

＊

いずれの薬剤への切り替えについても、症例や状況、個々の患者さんにより必要とされる投与量が異なるため、神経内科医、外科医、麻酔科医などが十分に連携をとって対応することが重要です。

文献
1）日本神経学会監修：パーキンソン病診療ガイドライン2018. 医学書院, 東京, 2018.

▼ **絶食時でも使えるパーキンソン病治療薬（一例）**

注射薬	貼付薬

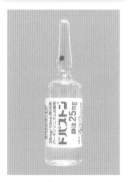

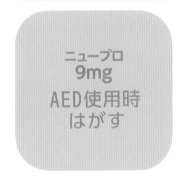

●ドパストン®静注25mg
（写真提供：大原薬品工業株式会社）

●ニュープロ®パッチ
（写真提供：大塚製薬株式会社）

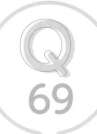

Q69 術前に服薬を中止してステロイドのみ内服する場合、胃腸障害のリスクはあるの?

A ステロイド単独では消化性潰瘍のリスクを増加させるという十分なエビデンスはありません。しかし、NSAIDsの併用や消化性潰瘍の既往、高齢者、抗凝固薬・抗血小板薬・ビスホスホネート製剤の併用など、潰瘍のリスクがある患者さんにはPPIの併用を考慮する必要があります。

梅田将光

NSAIDs併用時は消化性潰瘍のリスクが高い

1983年のMesserら[1]によるメタアナリシス(複数の研究結果の分析)では、ステロイドは消化性潰瘍と消化管出血のリスクを増加させると結論づけられていました。しかし、のちにこのメタアナリシスには複数の欠陥があることが指摘され、再検討したところ有意差がなかったと報告されています。

また、1994年にConnら[2]による新たなメタアナリシスが行われ、ステロイド単独投与(NSAIDsを併用していない場合)では消化性潰瘍はまれな合併症であり、リスク因子とはならないと結論づけられています。ただし、

ステロイドにNSAIDsを併用している場合は、消化性潰瘍のリスクが高く、プロトンポンプ阻害薬(PPI)の併用などを考慮します。

また、消化性潰瘍の既往、高齢者、抗凝固薬・抗血小板薬・ビスホスホネート製剤の併用、手術など侵襲の強い治療など、潰瘍のリスク因子のある患者さんに対しても、PPIの併用を考慮する必要があります。

文献
1) Messer J, Reitman D, Sacks HS, et al. Association of adrenocorticosteroid therapy and peptic-ulcer disease. *N Engl J Med* 1983; 309: 21-24.
2) Conn HO, Poynard T. Corticosteroids and peptic ulcer: meta-analysis of adverse events during steroid therapy. *J Intern Med* 1994; 236: 619-632.
3) 日本消化器病学会編: 消化性潰瘍診療ガイドライン2015改訂第2版. 南江堂, 東京, 2015.

\Column/

手術時に行う「ステロイドカバー」とは?

手術の侵襲などのストレスが生じた場合、健常人では副腎皮質ホルモンの分泌が増加してストレスに対処できますが、ステロイドを長期に投与している患者さんでは生体内でのステロイドホルモンの分泌が抑制されている可能性があります。よって、手術の際にステロイドホルモンが不足状態となり、副腎不全になる危険性があるため、手術前にもステロイドの内服や追加の補充(ステロイドカバー)を検討する必要があります。

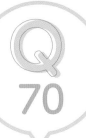

経皮的冠動脈形成術（PCI）の前に、タケルダ®とプラビックス®の休薬は必要なの？

 PCI後のステント血栓症や周術期心筋梗塞の予防目的で服用しているので、休薬しないでください。

渡邉裕次

 ステント治療の合併症を予防するDAPT

1. ベアメタルステント（BMS）の合併症

　1986年、初めてベアメタルステント（bare metal stent：BMS）が登場し、急性冠症候群の治療戦略は大きく変化してきました。しかし、ステントは金属製の筒状のものを直接冠動脈に留置するため、体内で異物とみなされてしまいます。そのため、血管内皮が新生していき徐々にステントを覆い、血管内腔が狭くなり、再狭窄します。当時BMS留置後の30％前後に発生していたステント再狭窄は「経皮的冠動脈形成術（percutaneous coronary intervention：PCI）のアキレス腱」と称され、

大きな問題となっていました。

2. 薬剤溶出性ステント（DES）の合併症

　その後、1999年、世界初の薬剤溶出性ステント（drug eluting stent：DES）が留置され、ステント再狭窄のリスクはかなり下げることができるようになりました。このステントには抗がん薬や免疫抑制薬などが塗布されており、そのため血管内皮の増殖が抑えられるようになったのです。しかし今度は、金属製の筒状のものが血管内にむき出しになっているため、そこに流れる血液により、血栓ができやすくなり、その血栓が血管を詰まらせ、ステント血栓症という新たな問題が発生したのです。

▼ **BMSで生じるステント再狭窄（イメージ）**

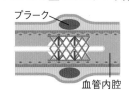

プラーク

血管内腔

ステント留置時は「圧」をかけて血管壁をステントごと押しつけるため、内膜がひどく傷ついてしまう

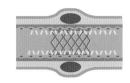

傷ついた内膜を修復するため、血管内皮細胞がはたらいて…

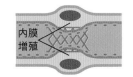

内膜増殖

ステントの網目から増殖した内膜がせり出してくる

鈴木まどか：ナースが書いた看護に活かせるPCIノート. 照林社, 東京, 2019：36. より引用

▼ DESで生じるステント血栓症（イメージ）

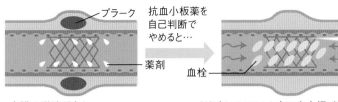

プラーク／抗血小板薬を自己判断でやめると…／薬剤／血栓

タケルダ®やプラビックス®は、ここに血栓がつかないようにする

内膜の増殖が少ない
＝金属むき出しの期間が長い

むき出しのステント内に血小板が凝集
＝ステント血栓症を発症する可能性を生じる

鈴木まどか：ナースが書いた看護に活かせるPCIノート. 照林社, 東京, 2019：38. より引用

3. 合併症を防ぐための薬物療法

　そこで、アスピリンとクロピドグレル硫酸塩（プラビックス®）などのチエノピリジン系の抗血小板薬2剤併用療法（dual antiplatelet therapy：DAPT）を一定の期間服用することにより、ステント血栓症の発生頻度を減少させることが証明されました（STARS試験などより）。また、PCI前からDAPTを導入することで、非DAPT導入に比べ出血合併症のリスクを増大させずに、周術期心筋梗塞を有意に抑制したとの報告もあります。

　上記から、PCI前のアスピリン/ランソプラゾール配合（タケルダ®）、プラビックス®の休薬は必要なく、むしろ投与を継続すべきといえるでしょう。

文献
1) Leon MB, Baim DS, Popma JJ, et al. A clinical trial comparing three antithrombotic-drug regimens after coronary-artery stenting. *N Engl J Med* 1998; 339: 1665-1671.
2) Ikegami Y, Kohsaka S, Miyata H, et al. Outcomes of percutaneous coronary intervention performed with or without preprocedural dual antiplatelet therapy. *Circ J* 2015; 79: 2598-2607.
3) 日本循環器学会, 日本冠疾患学会, 日本胸部外科学会, 他：急性冠症候群ガイドライン（2018年改訂版）, 2019. https://www.j-circ.or.jp/old/guideline/pdf/JCS2018_kimura.pdf（2020.5.10.アクセス）

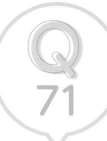

冠動脈造影(CAG)施行時に抗血小板薬2剤併用療法(DAPT)は中止しなくていいの?

中止の必要はありません。継続した服用が必要です。

渡邉裕次

ステント合併症の予防としてDAPTを継続する

冠動脈造影(coronary angiography：CAG)とは、手足の動脈からカテーテルを挿入して造影剤を流し、冠動脈の状態を知ることのできる検査です。通常CAGを行う状況下では、何かしらの虚血性心疾患が疑われているか、過去にPCIを行い、冠動脈にステントが留置されている状況が考えられます。

虚血性心疾患が疑われている状況では、心筋梗塞の二次予防として、アスピリンの永続的な投与が推奨されます。さらに、PCI後のステントが留置されている状況では、ステント血栓症の予防のために、抗血小板薬2剤併用療法(DAPT) Q70 の継続が推奨されています。

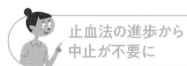
止血法の進歩から中止が不要に

薬剤には半減期(T1/2)といって、服用した薬剤が体内で代謝、排泄される時間がそれぞれ決まっています Q90 。アスピリンやクロピドグレル硫酸塩(プラビックス®)などの抗血小板薬は、比較的半減期が長いことから、薬効が完全になくなるまで、7〜14日間内服を中止する必要があります。その間は抗血小板薬のもつ血液をサラサラにする作用がなくなり、心筋梗塞のリスクが高まります。CAGにおいては、抗血小板薬の中止は推奨されていません。

しかしその場合、抗血小板薬を服用したままカテーテル検査を行うので、穿刺部の出血が問題となります。以前は砂嚢(砂を入れた袋)を穿刺部に置いて、圧迫止血をしていた時代もありましたが、現在は止血デバイスの発達により、比較的簡便に止血できるようになりました。そのため、CAGを行うときにDAPTを中止することなく、実施することが可能となっています。

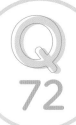

造影剤アレルギーの前処置には、どのような方法があるの?

ステロイドや抗ヒスタミン薬を前投薬することでアレルギーを抑えることが期待できますが、完全に予防することはできません。投与中から投与後の患者観察は必須です。

渡邉裕次

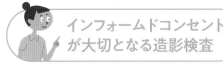
インフォームドコンセントが大切となる造影検査

　心疾患や消化管疾患がある場合、CTやMRI検査だけでは、十分な結果を得ることができません。そこで、血管内に直接薬剤を投与し、画像診断をしやすくすることが可能です。そのときに使用される薬剤全般を「造影剤」といい、ヨードやガドリニウムを含んだ化合物が使用されています →Q6 。

　造影剤を使用した場合、副作用が起こることがありますが、一般的に発症リスクは5％以下とされています。症状の軽いもので頭痛、悪心、皮疹などがあり、重篤な症状として、血圧低下やショック、呼吸困難などが知られています。また、すぐに反応が出る即時型と、数時間から数日経ってから現れる遅発型の副作用があります。

　副作用を予防する目的で、前投薬としてステロイドや抗ヒスタミン薬を使用することがあります。しかし、この方法は明確なエビデンスはなく、日本においては欧米のガイドラインを一部改変したものを参考にしていることが多いです。

　上述のとおり、副作用を完全に予防するこ

とはできず、また前投薬に使用するステロイドの副作用なども考えなくてはならないため、事前に十分なインフォームドコンセントを行います。あわせて、投与中や投与後は患者状態をよく観察しましょう。

文献
1) 日本医学放射線学会：ヨード造影剤ならびにガドリニウム造影剤の急性副作用発症の危険性低減を目的としたステロイド前投薬に関する提言（2018年11月改訂版）.
http://www.radiology.jp/member_info/safty/20181115.html（2020.5.10.アクセス）
2) European Society of Urogenital Radiology. ESUR Guidelines on Contrast Media ver. 9.0.
http://www.esur.org/guidelines/（2020.5.10.アクセス）
3) ACR Committee on Drugs and Contrast Media. ACR Manual on Contrast Media ver. 10.2.
https://www.acr.org/Quality-Safety/Resources/Contrast-Manual （2020.5.10.アクセス）

▼ 臨床でよく用いられる前投薬のステロイド

薬剤（投与量）	投与方法
・プレドニゾロン（30mg）もしくは ・メチルプレドニゾロン（32mg）	造影剤投与の12時間前、2時間前に経口投与
・プレドニゾロン（50mg）	造影剤投与の13時間前、7時間前、および1時間前に経口投与

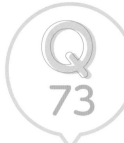

血糖自己測定は
保険適用になるの?

A インスリンの自己注射など「血糖自己測定器加算」の対象であれば、医療保険が適用されます。ただし、入院中は対象ではありません。

梅田将光

 **加算対象となる条件を
おさえる**

血糖自己測定器加算の対象は、入院中以外の患者さんでインスリン製剤やヒトソマトメジンC製剤であるメカセルミン(ソマゾン®)の自己注射を1日に1回以上行っている患者さん、およびGLP-1受容体作動薬の自己注射を承認された用法および用量に従い1週間に1回以上行っている患者さん、または12歳未満の小児低血糖症患者さんです。

また、妊娠中の糖尿病患者さん、または妊娠糖尿病の患者さんであって周産期における合併症の危険性が高い人も対象となります。

血糖自己測定器加算は、医師が血糖のコントロールを目的として患者さんに血糖試験紙(テスト・テープ)、固定化酵素電極(バイオセンサー)または皮下グルコース用電極を給付し、在宅で血糖自己測定をしてもらい、その記録に基づき指導を行った場合に適用されます。そのため、血糖試験紙、固定化酵素電極、穿刺器、穿刺針、皮下グルコース用電極および測定機器を患者さんに給付または貸与した場合における費用、その他血糖自己測定にかかわるすべての費用を含んでいます。

血糖自己測定器加算が適用される血糖測定の回数は決まっており、2型糖尿病の患者さんで月60回以上、1型糖尿病の患者さんで月120回以上の血糖測定が必要となる際は、自費で購入が必要となる場合もあります。

文献
1) 令和2年度診療報酬点数表

▼ **血糖自己測定時の注意点**

● 果物を剥いたり、砂糖が付いた食べものなどを触れたあとに採血すると、時間経過に関係なく、その指先に付着した果汁や糖分が採血した血と混じり、測定結果が偽高値となる恐れがある

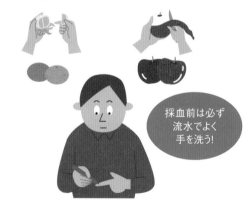

採血前は必ず
流水でよく
手を洗う!

医薬品医療機器総合機構:PMDA医療安全情報 血糖測定器の取扱い上の注意について, No.28, 2011年11月.
https://www.pmda.go.jp/files/000145129.pdf(2020.5.10.アクセス)をもとに作成

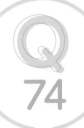

ネオーラル®の血中濃度測定は、なぜ服用2時間後に行うの?

ネオーラル®のTDMでは、腎移植を中心に、服用後4時間で体内に取り込まれた薬剤の量を推定する目的でピーク値である「服用2時間後の血中濃度」をモニタリングすることがあります。

梅田将光

Part 3

手術・検査

 腎移植の場合は、服用後2時間で採血する

免疫抑制薬のシクロスポリン（サンディミュン®）（内服薬）は脂溶性であり、経口投与時の吸収に消化管内の胆汁酸分泌量や食事の影響を受けやすいことが知られています。そのため、これらの問題を改善する目的で、シクロスポリンに代わる薬剤として、改良製剤であるシクロスポリン（ネオーラル®）が開発されました。

ネオーラル®は、サンディミュン®と比較し

て食事の影響が少なくなり、特にサンディミュン®で吸収不良を示した腎移植患者さんにおいて、より早期に安定した吸収が得られたことが確認されています。

このように、ネオーラル®はサンディミュン®と比較して血中濃度の推移が変化したことで、シクロスポリンの治療薬物モニタリング（therapeutic drug monitoring：TDM）の方法も異なります。従来からの方法として、血中トラフ値を測定して投与量を調節することがシクロスポリンのTDMの基本ではありますが、服用後4時間で体内に取り込まれた薬

▼ ネオーラル®の薬物血中濃度モニタリング（イメージ）

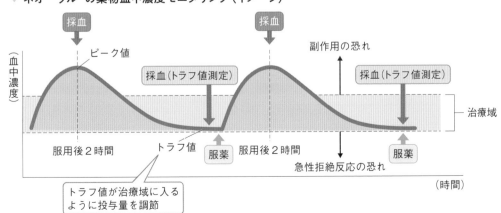

剤の量（AUC₀₋₄）のモニタリングが、トラフ値のモニタリングより急性拒絶反応の抑制を高め、効果や安全性の指標として信頼性が高いことが報告されています。

そのため、ネオーラル®では腎移植を中心に、服用後4時間で体内に取り込まれた薬剤の量を推定する目的で、服用2時間後に採血を行い、血中濃度をモニタリングするようになっています。これは、ネオーラル®の血中濃度のピーク時間が、投与後2時間付近とされているからです。この血中濃度測定結果をもとに、より効果的で副作用が最小限となるようにネオーラル®の投与量を調節します。

\ Column /

TDMの採血は要注意!

本書でもたびたび登場するTDMとは、薬剤の血中濃度を測定することで、より患者さんにあった投与量にするための方法です。ここで看護師の皆さんには、採血の際に注意ポイントがあります。

1.トラフの測定

通常、血中濃度の測定のための採血は、次の薬剤を投与する直前に行ってください。場合によっては、ほかの採血とタイミングがあわないかも知れないので注意が必要です。

2. 採血部位

通常は、薬剤を投与しているルートの反対側の腕から採血するようにします。コンタミネーション（汚濁、混入）を防ぐためです。中心静脈（CV）ラインから三方活栓を通じた採血などは行わないようにします。

血中濃度の測定はタイミングが最も重要です。もし誤ったタイミングで採血してしまうと、誤った投与量の調節がなされ、過量投与、過小投与の可能性があり、患者さんにとって不利益となりますので、注意しましょう。

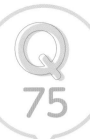

Q 75 抗菌薬を投与する患者さんは、すべて投与前に採血するの？　TDMの対象となる抗菌薬は何があるの？

A TDMの対象となる抗菌薬は安全性、有効性の面から決められています。

梅田将光

TDMの対象薬剤は採血で血中濃度をみる

　治療薬物モニタリング（TDM）とは、治療効果や副作用などを考慮して、適正な薬物療法を行うため、血中濃度のモニタリングを行いながら、個々の患者さんに適した投与設計を行うことです →Q47, Q74 Column 。その対象となる抗菌薬は、安全性、有効性の面から、血中濃度が薬効や副作用の発現と相関がみられる薬物について決められています。そのための血中濃度測定を目的とした採血は、基本的にトラフ（薬剤の投与直前）に行います。

　TDMの対象となる抗菌薬としては、グリコペプチド系薬である注射用バンコマイシン塩酸塩（VCM）、テイコプラニン（TEIC）、ア

 TDMの対象となる抗菌薬一覧

薬剤名（略称）	TDMの目標値	初回トラフ採血のめやす
バンコマイシン（VCM）	T 10〜20μg/mL（15〜20μg/mL [*1]）	3日目
テイコプラニン（TEIC）	T 10〜30μg/mL（20〜30μg/mL [*2]）	4日目
アルベカシン（ABK）	P 15〜20μg/mL T <2μg/mL	3日目
アミカシン（AMK）	P 56〜64μg/mL T <1μg/mL（1日1回投与）、<10μg/mL（1日分割投与）	3日目
トブラマイシン（TOB） ゲンタマイシン（GM）	P 20（15〜25）μg/mL T <1μg/mL（1日1回投与）、<2μg/mL（1日分割投与）	3日目
ゲンタマイシン（GM） （感染性心内膜炎）	P 3〜5μg/mL（1日分割投与） T <1μg/mL（1日分割投与）	3日目
ボリコナゾール（VRCZ）	T ≧1〜2μg/mL （4〜5μg/mLを超える場合には肝障害に注意）	5〜7日目以降

T：トラフ値、P：ピーク値[*3]
*1菌血症、心内膜炎、骨髄炎、髄膜炎、院内肺炎・医療・介護関連肺炎、重症皮膚軟部組織感染において、良好な臨床効果を得るためのトラフ値
*2重症例や心内膜炎、骨関節感染症などにおいて、良好な臨床効果を得るためのトラフ値
*3ピーク値の測定はタイミングが難しいため、通常はトラフ値を測定

ミノグリコシド系薬であるアルベカシン硫酸塩（ABK）、ゲンタマイシン硫酸塩（GM）、アミカシン硫酸塩（AMK）、トブラマイシン（TOB）、トリアゾール系抗真菌薬のボリコナゾール（VRCZ）が挙げられます。

これらの対象薬剤を数日間以上投与した際、診療報酬上、「特定薬剤治療管理料1」の加算対象となり、血中濃度を測定し、その結果に基づき投与量を精密に管理した場合に管理料の算定を行うことができます。

特に、腎機能の低下がみられる患者さんや透析を受けている患者さん、小児、妊婦、高齢者、相互作用のある薬剤の使用時は投与量を患者さんにあったものに調節するためにTDMを考慮する必要があります。

文献
1) 抗菌薬TDMガイドライン作成委員会編：抗菌薬TDMガイドライン2016. http://www.chemotherapy.or.jp/guideline/tdm_es.html（2020.5.11.アクセス）
2) 令和2年度診療報酬点数表

 資料 ❸ ▼ 抗菌薬の略号 その2（一例）

	略号	一般名	主な商品名
F	FA	フシジン酸ナトリウム	フシジンレオ®
	FDX	フィダキソマイシン	ダフクリア®
	F-FLCZ	ホスフルコナゾール	プロジフ®
	FLCZ	フルコナゾール	ジフルカン®
	FMOX	フロモキセフナトリウム	フルマリン®
	FOM	ホスホマイシンカルシウム	ホスミシン®
	FRM	フラジオマイシン硫酸塩	ソフラチュール®
	FRPM	ファロペネムナトリウム	ファロム®
G	GM	ゲンタマイシン硫酸塩	ゲンタシン®
	GRNX	メシル酸ガレノキサシン	ジェニナック®
I	INH	イソニアジド	イスコチン®、ヒドラ
	IHMS	イソニアジドメタンスルホン酸ナトリウム	ネオイスコチン®
	IPM/CS	イミペネム／シラスタチンナトリウム	チエナム®
	ISP	イセパマイシン硫酸塩	エクサシン®
	ITCZ	イトラコナゾール	イトリゾール®
J	JM	ジョサマイシン	ジョサマイシン
K	KCZ	ケトコナゾール	ニゾラール®
	KM	カナマイシン一硫酸塩	カナマイシン
L	LCM	リンコマイシン塩酸塩	リンコシン®
	LFLX	塩酸ロメフロキサシン	バレオン®
	LMOX	ラタモキセフナトリウム	シオマリン®
	LVFX	レボフロキサシン	クラビット®
	LZD	リネゾリド	ザイボックス®
M	MCZ	ミコナゾール	フロリード®
	MCFG	ミカファンギンナトリウム	ミカファンギン®
	MEPM	メロペネム	メロペン®
	MFLX	モキシフロキサシン塩酸塩	アベロックス®
	MINO	ミノサイクリン塩酸塩	ミノマイシン®
	MNZ	メトロニダゾール	アネメトロ®、フラジール®
	MUP	ムピロシンカルシウム	バクトロバン®
N	NDFX	ナジフロキサシン	アクアチム®
	NFLX	ノルフロキサシン	バクシダール®
	NTL	ネチルマイシン	ベクタシン®、ネチリン®
	NYS	ナイスタチン	ナイスタチン®

（つづきは → Q77 ）

内視鏡検査前に禁食指示あり。経口血糖降下薬(アマリール®、ネシーナ®)服用時に、なぜアマリール®だけ休薬するの?

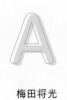

梅田将光

経口血糖降下薬は、各薬剤で禁食時の低血糖リスクが異なります。
SU薬であるアマリール®は、禁食時に服用することで低血糖リスクがあるため休薬します。DPP-4阻害薬であるネシーナ®は、単剤では低血糖を起こしにくいことから、服用が継続できると考えられます。

Part
3

手術・検査

低血糖のリスクが高い薬剤は休薬を検討する

　経口血糖降下薬には、糖尿病の病態や原因にあわせて、さまざまな作用のものがあります →Q117 。その違いにより、シックデイ(発熱や嘔吐、下痢などをきたし、十分に食事ができない状態)や禁食時に低血糖を誘発するリスクが異なるため、対応が違うことがあります。経口血糖降下薬のなかでも特に、スルホニル尿素(SU)薬や速効型インスリン分泌促進薬(グリニド薬)、α-グルコシダーゼ阻害薬(αGI)については、検査前の禁食時において休薬を検討する必要があるでしょう。

　SU薬や速効型インスリン分泌促進薬(グリニド薬)は、膵臓のβ細胞に作用することでインスリン分泌を促す薬です。強い血糖降下作用を有することから、禁食時には低血糖を誘発するリスクが高いといえます。

　αGI薬は、糖の分解を抑制して吸収を遅らせるため、食直前に内服する必要があり、禁食時には服用する利点がなく、休薬することが望ましいです。

　DPP-4阻害薬については食事の影響を受けず、単剤では低血糖を起こしにくいという特徴があるため、服用の継続が可能であると考えられます。

　しかしながら、検査前に経口血糖降下薬をすべて中止する場合などもあるため、休薬指示については必ず医師の指示に従い実施をしてください。

シックデイに伴い休薬する薬剤もある

　前述した薬剤に加え、下痢や嘔吐を伴うシックデイの際に、休薬が必要となる薬もあります。

　ビグアナイド(BG)薬では、副作用としてまれに重篤な乳酸アシドーシスが起こる危険性があり、脱水が懸念される下痢、嘔吐など胃腸障害のある場合には、休薬をする必要があります。

　SGLT2阻害薬では、シックデイに伴う脱水やケトアシドーシスを強めるように作用す

▼ 経口血糖降下薬の一覧

分類	経口血糖降下薬	作用	対応
インスリン分泌促進薬	SU薬 ・グリメピリド（アマリール®） ・グリベンクラミド（オイグルコン®、ダオニール®） ・グリクラジド（グリミクロン®）	膵臓のβ細胞に作用してインスリン分泌を促進し、強い血糖降下作用をもつ	禁食時 休薬
	速効型インスリン分泌促進薬（グリニド薬） ・レパグリニド（シュアポスト®） ・ミチグリニドカルシウム（グルファスト®） ・ナテグリニド（スターシス®、ファスティック®）	膵臓のβ細胞に短時間作用してインスリン分泌を促進し、食後高血糖の改善に用いられる	禁食時 休薬
	DPP-4阻害薬 ・シタグリプチン（ジャヌビア®、グラクティブ®） ・アログリプチン（ネシーナ®） ・ビルダグリプチン（エクア®）など	血糖値に依存して食後のインスリン分泌を促進し、同時にグルカゴン分泌を抑制する	禁食時 継続 or 休薬
糖吸収・排泄調節薬	αGI阻害薬 ・ボグリボース（ベイスン®） ・ミグリトール（セイブル®） ・アカルボース（グルコバイ®）	腸管での糖の分解を抑制して吸収を遅らせることで、食後の高血糖の改善に用いられる	禁食時 休薬
	SGLT2阻害薬 ・イプラグリフロジン（スーグラ®） ・ダパグリフロジン（フォシーガ®） ・エンパグリフロジン（ジャディアンス®）など	近位尿細管での糖の再吸収を抑制して、尿糖排泄を促進する	シックデイ時 休薬
インスリン抵抗性改善薬	BG薬 ・メトホルミン塩酸塩（メトグルコ®）	肝臓での糖新生を抑制し、末梢での糖の取り込みを促進することでインスリン感受性を改善する	シックデイ時 休薬
	チアゾリジン薬 ・ピオグリタゾン（アクトス®）	脂肪組織や骨格筋において糖の取り込みを促進することで、インスリン感受性を改善する	禁食時 継続 or 休薬

る危険性があるため、発熱・下痢・嘔吐などがあるとき、ないしは食思不振で食事が十分摂れないような場合には休薬をする必要があります。

文献
1）日本糖尿病学会編著：糖尿病診療ガイドライン2019. 南江堂, 東京, 2019.
2）日本くすりと糖尿病学会：糖尿病薬適正使用のためのシックデイルール指導のてびき（一部改訂）, 2020. https://jpds.or.jp/category/guidance/（2020.5.10.アクセス）

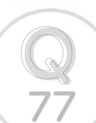
Q 77 サムスカ®服用後、なぜ4時間後に尿検査や血液検査をするの?

A サムスカ®の効果を判定するために、心不全治療において尿検査を行うことがあります。また副作用の確認で、投与開始日と再開日には血清Na濃度の頻回な測定が必要です。

梅田将光

 尿検査で効果を判定する

トルバプタン(サムスカ®)は、腎集合管でのバソプレシンによる水再吸収を阻害することにより水利尿作用を示す、従来の利尿薬とは異なる機序をもつ利尿薬です。

そのため、明確に表記された効果判定法はないものの、心不全治療において尿浸透圧を測定することによるサムスカ®の効果判定法が提案されています[1]。投与前に浸透圧の高い濃縮尿であり、投与4～6時間後に尿浸透圧が26%低下する患者さんは有効例であるとの報告[2]があり、サムスカ®投与初日24時間の尿量が投与前と比較して増加するものと判定されます。

 効果と副作用を頻回にモニタリングする

サムスカ®は、選択的に水を排泄する水利尿薬であるため、水排泄を増加させるもののナトリウム排泄を伴いません。そのため、サムスカ®の投与初期には、過剰な利尿に伴う脱水、高ナトリウム血症などの副作用が現れる恐れがあり、特に急激な血清ナトリウムの上昇は、橋中心髄鞘崩壊症(手足の麻痺、発音が不明瞭になる、飲み込みにくい、けいれん、意識の消失、意識が乱れるなどの症状)をきたす恐れがあります。そのため、意識障害がある患者さんなど、口渇を感じない、または水分摂取が困難な患者さんに対しては投与禁忌となっています。

▼ 適応疾患別の血清ナトリウム濃度測定(一例)

疾患	血清ナトリウム濃度の測定方法
心不全における体液貯留・SIADHにおける低ナトリウム血症	・投与開始後24時間以内:少なくとも投与開始4～6時間後ならびに8～12時間後に測定 ・投与開始翌日から1週間程度:毎日測定し、その後も投与を継続する場合には適宜測定
肝硬変における体液貯留	・投与開始後24時間以内:少なくとも投与開始4～8時間後に測定 ・投与開始2日後ならびに3～5日後:1回測定し、その後も投与を継続する場合には適宜測定
常染色体優性多発性囊胞腎	・投与開始後の用量漸増期:来院ごとに測定。その後は少なくも月1回は測定

サムスカ®の効果・副作用についてのモニタリングとしては、口渇など患者さんの状態を観察し、体重、血圧、脈拍数、尿量などを頻回に測定する必要があります。また、投与開始後24時間以内に水利尿効果が強く発現するため、適応疾患ごとに定められた時間に血清ナトリウム濃度を測定することになります。

また、2020年6月には「抗利尿ホルモン不適切分泌症候群（syndrome of inappropriate secretion of antidiuretic hormone：SIADH）における低ナトリウム血症の改善」に関する新しい効能が承認されました。SIADHは、バソプレシン（抗利尿ホルモン）が不適切に過量に分泌されて水の再吸収を促進することにより、低ナトリウム血症を呈する疾患であり、サムスカ®はその作用を抑制することで低ナトリウム血症を改善します。水分摂取制限を実施しても低ナトリウム血症が改善していない場合にのみ使用されます。

文献
1) 日本循環器学会・日本心不全学会合同ステートメント：バソプレシンV2受容体拮抗薬の適正使用に関するステートメント．http://www.j-circ.or.jp/information/20131021_statement.pdf（2020.5.10.アクセス）
2) Imamura T, Kinugawa K, Shiga T, et al. Novel Criteria of Urine Osmolality Effectively Predict Response to Tolvaptan in Decompensated Heart Failure Patients –Association Between Non-Responders and Chronic Kidney Disease–. Circ J 2013; 77: 397-404.

資料❹ ▼ 抗菌薬の略号 その3（一例）

	略号	一般名	主な商品名
O	OFLX	オフロキサシン	タリビッド®
	OTC/PL-B	オキシテトラサイクリン塩酸塩／ポリミキシンB硫酸塩	テラマイシン®
P	PAPM/BP	パニペネム／ベタミプロン	カルベニン®
	PAS	パラアミノ	ニッパスカルシウム
	PCG	ベンジルペニシリンベンザチン	バイシリン®G、ペニシリンG
	PIPC	ピペラシリンナトリウム	ペントシリン®
	PL/B	ポリミキシンB硫酸塩	硫酸ポリミキシンB
	PPA	ピペミド酸	ドルコール
	PUFX	プルリフロキサシン	スオード®
	PZA	ピラジナミド	ピラマイド®
	PZFX	パズフロキサシンメシル酸塩	パシル®、パズクロス®
Q	QPR/DPR	キヌプリスチン／ダルホプリスチン	シナシッド®
R	RBT	リファブチン	ミコブティン®
	RFP	リファンピシン	リファジン®
	RXM	ロキシスロマイシン	ルリッド®
S	SBT/ABPC	スルバクタムナトリウム／アンピシリンナトリウム	ユナシン®-S
	SBT/CPZ	スルバクタムナトリウム／セフォペラゾンナトリウム	スルペラゾン®
	SBTPC	スルタミシリントシル酸塩	ユナシン®
	SM	ストレプトマイシン硫酸塩	硫酸ストレプトマイシン
	SPCM	スペクチノマイシン塩酸塩	トロビシン®
	SPFX	スパルフロキサシン	スパラ®
	SPM	スピラマイシン酢酸エステル	アセチルスピラマイシン®
	SMX/TMP、ST合剤	スルファメトキサゾール／トリメトプリム	バクタ®、バクトラミン®
	STFX	シタフロキサシン	グレースビット®
T	TAZ/CTLZ	タゾバクタムナトリウム／セフトロザン硫酸塩	ザバクサ®
	TAZ/PIPC	タゾバクタム／ピペラシリン	ゾシン®
	TBPM-PI	テビペネム　ピボキシル	オラペネム®
	TC	テトラサイクリン塩酸塩	アクロマイシン®V
	TEIC	テイコプラニン	タゴシッド®
	TFLX	トスフロキサシントシル酸塩	オゼックス®
	TGC	チゲサイクリン	タイガシル®
	TOB	トブラマイシン	トブラシン®
	TZD	テジゾリドリン酸エステル	シベクトロ®
V	VCM	バンコマイシン塩酸塩	塩酸バンコマイシン
	VRCZ	ボリコナゾール	ブイフェンド®

Part

4

作用
に関するギモン

- オピオイドの作用
- その他の製剤の作用

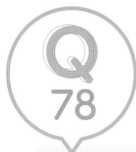

Q78 モルヒネ持続静注から持続皮下注に変更するとき、何に注意したらいいの?

A 持続皮下注では投与速度に注意が必要であり、原液または希釈して、投与速度を1mL/時以下(同一部位からは20mL/日程度)とすることが一般的です。

梅田将光

変更時は投与速度の上限に注意したい

　持続皮下注は持続静注と比べて侵襲が少ないため、出血・感染のリスクが少なく、安全で簡便な投与経路です。点滴ルートを確保するのが困難になった場合にも有用です。しかし、皮下への投与速度の上限は一般的に1mL/時(同一部位からは1日20mL程度)とされており、それにあわせた組成で投与する必要があります。

持続皮下注の利点・欠点

利点	・血中濃度を一定に維持できる ・持続静注に比べて安全で簡便 ・侵襲が少なく、出血・感染リスクが少ない ・点滴ルートを確保する必要がない ・在宅でも可能
欠点	・一般的に1mL/時以下となるように、流量を設定する必要がある ・刺入部のトラブル(膿瘍、発赤、硬結など)に注意が必要

　モルヒネ塩酸塩の持続皮下注では、シリンジポンプや小型ポンプを用いて、薬剤を持続的に少量ずつ皮下に投与します。患者自己調節鎮痛法(patient controlled analgesia:PCA)機能のある小型ポンプであれば、突出時痛に対して、患者さん本人が追加でレスキュー投与ができるため、事前に持続投与量の設定に加え、1回の追加投与量やロックアウトタイム(次の投与が可能となるまでの時間)を設定することもできます。ディスポーザブル式の注入器であれば、そのまま在宅に移行することも可能です。

文献
1) 日本緩和医療学会編:がん疼痛の薬物療法に関するガイドライン2020年版. 金原出版, 東京, 2020.
2) 厚生労働省:医療用麻薬適正使用ガイダンス～がん疼痛及び慢性疼痛治療における医療用麻薬の使用と管理のガイダンス～, 平成29年4月.
https://www.mhlw.go.jp/bunya/iyakuhin/yakubuturanyou/other/iryo_tekisei_guide.html
(2020.5.10.アクセス)

Q79

オピオイド服用中の便秘対策 (マグミット®、アミティーザ®はすでに使用中)はどうしたらいいの?

A 現在使用中の薬剤で効果が不十分であれば、便秘の原因を再度精査したうえで、作用の異なる大腸刺激性下剤やスインプロイク®の使用を検討しましょう。

梅田将光

作用別に分けられる便秘薬

1. 浸透圧性下剤

浸透圧性下剤としては、酸化マグネシウム(マグミット®)やラクツロース(ラグノス® NF)などが挙げられます。

大腸腸管内の浸透圧を高めて、水分を引き込むことで**便を軟化させ排便を促します**。

2. 大腸刺激性下剤

大腸刺激性下剤としては、センナ(アローゼン®)やセンノシド(プルゼニド®)、ピコスルファートナトリウム(ラキソベロン®内用液)、ビサコジル(テレミンソフト®坐薬)などが挙げられます。

大腸腸管粘膜に作用して大腸を刺激して、**蠕動運動を促進することで排便を促します**。

3. その他

その他の便秘薬としては、小腸での水分分泌を促進することによって便を柔らかくし、腸管内での便の移動を容易にして排便を促進するルビプロストン(アミティーザ®)や、消化管にあるオピオイド受容体に結合してオピオイド鎮痛薬に拮抗することで抗便秘作用を示すナルデメジントシル酸塩(スインプロイク®)→ Q28が挙げられます。

効果をみながら、便秘薬を使い分ける

便秘は、オピオイドを服用する患者さんの約50~80%に発現するといわれています。オピオイドは、腸管に分泌するμ受容体を活性化することで、腸管神経叢におけるアセチルコリンの遊離を抑制し、さらに腸管壁からセロトニンを遊離させ、腸管平滑筋の持続的な緊張上昇による蠕動運動の低下を生じることにより、便秘を発現すると考えられています。

便秘は耐性が生じにくいため、オピオイド投与中は継続的な緩下薬の投与が必要です。便秘薬の選択は、便塊の有無や蠕動の状態、他の原因なども考慮する必要があります。しかし、すでに便秘薬を使用中にもかかわらず効果が不十分であれば、現在使用していない種類の便秘薬を試してみることも検討します。

今回のケースでは、すでにマグミット®とアミティーザ®を使用されているため、大腸

▼ 代表的な便秘薬

分類		用いる場面	一般名(主な商品名)	用法・用量
浸透圧性下剤	塩類下剤	便が固い場合	酸化マグネシウム	1,000～2,000mg/日(分2～3回)
	糖類下剤		ラクツロース(ラグノス®NF)	24～72g/日(分2回)
大腸刺激性下剤		腸管蠕動運動が低下している場合	センナ(アローゼン®)	1～3g/日(分2～3回)
			センノシド(プルゼニド®)	12～24mg/日(就寝前。高度の便秘には48mgまで増量可)
			ピコスルファートナトリウム(ラキソベロン®)	5～30滴または2～6錠/日(分2～3回)
			ビサコジル(テレミンソフト®)	10mg/回、1～2回/日(頓用)
浣腸		即効性を期待する場合	グリセリン	10～150mL/回
末梢性μオピオイド受容体拮抗薬		浸透圧性下剤、大腸刺激性下剤で効果不十分なとき	ナルデメジントシル酸塩(スインプロイク®)	0.2mg/日(1回)
分泌促進薬	クロライドチャネルアクチベーター	浸透圧性下剤、大腸刺激性下剤で効果不十分なとき	ルビプロストン(アミティーザ®)	48μg/日(分2:朝夕食後)
	グアニル酸シクラーゼC受容体アゴニスト		リナクロチド(リンゼス®)	0.25～0.5mg/日(1回:食前)
	胆汁酸トランスポーター阻害薬		エロビキシバット(グーフィス®)	10mg/日(1回:食前)

平山武司, 川野千尋:オピオイド鎮痛薬(がん性疼痛). エキスパートナース 2020;36(3):80. より引用

刺激性下剤やスインプロイク®の使用で効果が期待できる可能性があります。スインプロイク®は、オピオイド誘発性便秘症(OIC)に選択的に作用し、OIC治療には画期的な薬剤です。しかし、薬価が高く、現時点ではエビデンスも構築されていないため、予防などで安易に使用せず、適切に選択したほうがよいでしょう →Q28 。

文献
1) 日本緩和医療学会 ガイドライン統括委員会編:がん患者の消化器症状の緩和に関するガイドライン2017年版 第2版. 金原出版, 東京, 2017.
2) 加賀谷肇編:緩和医療薬学-SCIENCEとARTの融合と実践-. 京都廣川書店, 東京, 2016.
3) スインプロイク錠0.2mg に係る医薬品リスク管理計画書. https://www.pmda.go.jp/files/000219067.pdf (2020.5.10.アクセス)
4) 森田達也, 佐久間由美:患者QOLを高める"オピオイド誘発性便秘症(OIC)"への効果的なアプローチ 聖隷三方原病院の実践から. エキスパートナース 2020;36(2):74-78.
5) 伊勢雄也:抗がん剤の副作用(下痢・便秘)対策に用いられる薬の知識. エンドオブライフケア 2020;4(2):49-51.

▼ スインプロイク®の特性

1. 末梢性μオピオイド受容体拮抗薬であり、1日1回0.2mg1錠投与のOIC治療薬
2. 服用時間に制限はなく、また、腎・肝障害やオピオイドの投与量によりスインプロイク®の投与量を調整する必要もない
3. がん性疼痛患者におけるトライアルにおいて、プラセボ群と比較して有意に自発排便を改善した
4. 主な副作用として、下痢(21.9%)、腹痛(2.2%)がある。また、重大な副作用として、重度の下痢が報告されている
5. オピオイド鎮痛薬の鎮痛作用に影響する可能性は少ないことが報告されている
6. 消化管閉塞もしくはその疑いのある患者では投与禁忌
7. 主に肝臓物代謝酵素CYP3A4により代謝されるため、本酵素を阻害、誘導する薬剤と併用する場合には注意が必要
8. 医薬品リスク管理計画(risk management plan:RMP)の潜在的リスクに記載されている、オピオイド離脱症候群、オピオイドの鎮痛作用の減弱、消化管穿孔、心血管系事象の観察が必要

スインプロイク®錠0.2mg医薬品インタビューフォーム, スインプロイク®錠0.2mgに係る医薬品リスク管理計画書. http://www.pmda.go.jp/files/000219067.pdfをもとに作成

▼ 現状で妥当だと思われる便秘の薬剤療法の考えかた

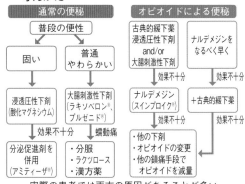

森田達也, 佐久間由美:患者QOLを高める"オピオイド誘発性便秘症(OIC)"への効果的なアプローチ 聖隷三方原病院の実践から. エキスパートナース 2020;36(2):78. より引用

Q80 オピオイドの疼痛コントロール時、レスキュー薬はどのように選択するの?

A レスキュー薬は1日投与量の10〜20%(1/6程度)とされることが一般的であり、基本的には定期投与の薬剤と同一成分の速放性製剤から選択します。ただし、フェンタニル口腔粘膜吸収製剤の使用については、定期投与量にかかわらず低用量から開始し、有効な用量まで増量します。

梅田将光

効果をみながら、投与量を調整していく

レスキュー薬は、すみやかに効果が発現される速放性製剤である必要があります。鎮痛薬の定期投与(ベース)の設定と同時に、レスキュー薬についても設定することが重要です。

レスキュー薬の投与量は、1日投与量の10〜20%(1/6程度)が一般的であり、基本的にはベース薬と同一成分の薬剤で設定します。また、持続静注・皮下注の場合には、1時間量(1日投与量の1/24)の急速投与が一般的に用いられています。また、小柄な体格や高齢の場合には、少量からの開始も考慮します。

ベース量の調整には、前日のレスキュー薬の合計量を参考に、ベース量の30〜50%増量を原則として、投与量を増減する方法が広く用いられています。

また、体動時痛など、予測できる突出痛に対しては、経口投与では30〜60分前に、皮下投与では15〜30分前に、静脈内投与では直前に、レスキュー薬の予防投与を考慮します → Q27。

フェンタニル口腔粘膜吸収製剤は、モルヒネやオキシコドンなどの速放性製剤の効果発現時間が約20〜30分なのに対し、約10〜15分と早く、突出痛のピークに近いところで鎮痛効果を発揮します。その特徴から、モルヒネなどの速放性製剤が短時間作用型オピオイド(short-acting opioid:SAO)、フェンタニル口腔粘膜吸収製剤が即効性オピオイド(rapid-onset opioid:ROO)と呼ばれています。

フェンタニル口腔粘膜吸収製剤は、ベース量と相関しないため、低用量から開始し、有効な用量まで増量する必要があります。

文献
1) 日本緩和医療学会編:がん疼痛の薬物療法に関するガイドライン2020年版. 金原出版, 東京, 2020.

▼ レスキュー薬として用いられる速放性製剤

定期投与薬	レスキュー薬(主な商品名)	
モルヒネ塩酸塩	短時間作用型オピオイド(SAO)	・モルヒネ塩酸塩原末 ・モルヒネ塩酸塩錠 ・オプソ®内服液 ・アンペック®坐剤
オキシコドン塩酸塩		・オキノーム®散
ヒドロモルフォン塩酸塩		・ナルラピド®錠
フェンタニルクエン酸塩	即効性オピオイド(ROO)	・アブストラル®舌下錠 ・イーフェン®バッカル錠

投与経路・間隔、薬物動態などの詳細は → Q27、Q81

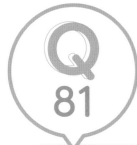

Q81 オプソ®内服液の効果が現れるまで、どのくらい時間がかかるの?

A オプソ®内服液はモルヒネの速放性製剤であり、およそ20～40分程度で最高血中濃度に到達します。

梅田将光

 定期投与・レスキュー薬どちらにも使える

　モルヒネ塩酸塩(オプソ®)内服液は速放性のオピオイド鎮痛薬であり、レスキュー薬だけでなく、定期投与薬としても用いられています。液体製剤のため、胃瘻や経管しか投与経路がないときにも投与することが可能です。

　オプソ®内服液の効果発現までの時間について明確には示されていませんが、およそ20～40分程度で最高血中濃度に到達します。また、半減期(T1/2) → Q90 は2～4時間ほどと短く、オプソ®内服液で定期投与を行う際は4時間ごとの投与が推奨されます。

 製剤によっては、がん性疼痛以外にも使われる

　モルヒネ塩酸塩の速放性製剤には、ほかに

モルヒネ塩酸塩原末・錠やアンペック®坐剤があります。モルヒネ塩酸塩原末・錠については、最高血中濃度到達時間(Tmax)や半減期はオプソ®内服液とおおむね同様ですが、オプソ®内服液ががん性疼痛のみに使用されるのに対し、モルヒネ塩酸塩原末・錠はがん性疼痛以外の疼痛に対しても使用することができます。

　アンペック®坐剤については、Tmaxが1.3～1.5時間とオプソ®内服液に比べて遅いですが、半減期が約4～6時間と長く、投与後約8時間ほど有効血中濃度が保たれるため、6～12時間ごとの定期投与で使用することができます。

文献
1) 日本緩和医療学会編:がん疼痛の薬物療法に関するガイドライン2020年版. 金原出版, 東京, 2020.

▼ 主な速放性オピオイド製剤

	一般名	主な商品名	剤形・投与経路（適応内）	投与間隔	Tmax（時）	T1/2（時）
強オピオイド	モルヒネ	モルヒネ塩酸塩	末・錠 経口	定4時間 レ1時間	0.5〜1.3	2.0〜3.0
		オプソ®	内服液 経口	定4時間 レ1時間	0.5±0.2	2.9±1.1
		アンペック®	坐剤 直腸内	定6〜12時間 レ2時間	1.3〜1.5	4.2〜6.0
	オキシコドン	オキノーム®	散 経口	定6時間 レ1時間	1.7〜1.9	4.5〜6.0
	フェンタニル	イーフェン®	口腔粘膜吸収剤（バッカル錠） 口腔粘膜	4時間以上あけて1日4回まで	0.59〜0.67	3.37〜10.5
		アブストラル®	口腔粘膜吸収剤（舌下錠） 口腔粘膜	2時間以上あけて1日4回まで	0.5〜1.0	5.0〜13.5
	ヒドロモルフォン	ナルラピド®	錠：1・2・4mg 経口	4〜6時間	0.5〜1.0	5.3〜18.3
弱オピオイド	コデイン	コデインリン酸塩	散・錠 経口	定4〜6時間 レ1時間	0.8±0.2	2.2±0.2
	トラマドール	トラマール®OD	錠 経口	定4〜6時間	トラマドール：1.2±0.25、活性代謝物（M1）：1.5±0.66	トラマドール：5.7±1.1、活性代謝物（M1）：6.9±1.9

定：定期投与、レ：レスキュー
日本緩和医療学会編：がん疼痛の薬物療法に関するガイドライン2020年版. 金原出版, 東京, 2020：54-56.をもとに作成

Part 4

作用

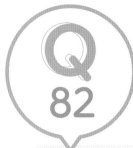

Q82 呼吸改善の目的でモルヒネを投与するとき、投与量や使用方法はどうなるの?

A がん患者さんの呼吸困難には、モルヒネの全身投与が推奨されています。比較的低用量から投与を開始し、副作用が問題なければ段階的に増量します。

梅田将光

 呼吸困難時に、内服や注射で投与する

モルヒネは鎮痛作用のみでなく、鎮咳作用や呼吸困難を軽減する効果も認められています。呼吸困難に対する作用機序は十分に解明されていませんが、呼吸困難の中枢神経系での知覚の低下、延髄呼吸中枢の二酸化炭素（CO_2）に対する感受性の低下や、呼吸リズムを抑制し呼吸数を減少させることによる呼吸仕事量の軽減、有効な深呼吸の確保、抗不安効果などが関与していると考えられています。

投与量は、モルヒネ塩酸塩原末・錠やオプソ®内服液などの速放性経口製剤であれば5〜10mg/回を、MSコンチン®などの徐放性経口製剤であれば10〜20mg/日から投与を開始し、効果不十分であれば適宜増量します。注射薬であれば、呼吸困難時に静注または皮下注で2〜3mg/回、持続静注または持続皮下注で5〜10mg/日から投与を開始し、効果不十分であれば適宜増量を行っていきます。

増量目標としては、少なくとも内服薬で50〜100mg/日、注射薬で25〜50mg/日ほどを1つのめやすとして、副作用が問題なければ段階的に増量していくことがよいと考えられています。

同じ強オピオイドのオキシコドンは、モルヒネと比較して十分な根拠がなく、モルヒネの全身投与が困難な場合に代替での使用が提案されています。フェンタニルは、モルヒネやオキシコドンに比べて呼吸抑制が生じやすい可能性があり、注意が必要です。

文献
1）日本緩和医療学会 緩和医療ガイドライン委員会：がん患者の呼吸器症状の緩和に関するガイドライン 2016年版 第2版. 金原出版, 東京, 2016.
2）伊勢雄也：がん患者の呼吸器症状の緩和に用いられる薬の知識. エンドオブライフケア 2019；3（4）：51-55.

▼ 呼吸改善のために使用するモルヒネ

分類	内服薬		注射薬	
	速放性	徐放性	皮下注	持続静注・皮下注
薬剤名	・モルヒネ塩酸塩原末・錠 ・オプソ®内服液	・MSコンチン®	モルヒネ塩酸塩、アンペック®、プレペノン®	
投与量 （開始時）	5〜10mg/回	10〜20mg/日	2〜3mg/回	5〜10mg/日

効果不十分であれば、めやすにそって段階的に増量

Q83　がん患者さんの呼吸困難に、ステロイドを使ってもいいの?

A がん性リンパ管症や上大静脈症候群、主要気道閉塞（MAO）による呼吸困難に対しては、ステロイドの全身投与を検討します。

梅田将光

Part 4
作用

ステロイドの投与は一律に行わない

　呼吸困難に対してステロイドを使用することも見受けられますが、ガイドラインにおいては病態を問わず、一律にステロイドを投与することは推奨されていません。がん性リンパ管症や上大静脈症候群、主要気道閉塞（major airway obstruction：MAO）による呼吸困難に対してのみ、ステロイドの全身投与を行うことを検討します。

　がん性リンパ管症とは、肺のリンパ管にがん細胞が浸潤し、リンパ管塞栓をきたす病態であり、それにより呼吸困難などの症状が現れ、時に呼吸不全をきたすこともあります。

　上大静脈症候群では、腫瘍による外部からの上大静脈圧迫などにより、上大静脈が閉塞され、頭部・上肢・胸郭から右心房への静脈還流が妨げられることで、さまざまな部位に浮腫が生じ、咽頭や喉頭、下気道に浮腫が生じることで呼吸困難などの症状が現れます。

　MAOは、気道内の腫瘍による狭窄や、腫瘍による外部からの圧排により咽頭や喉頭、下気道が狭窄し、呼吸困難などを生じます。

　しかし、いずれの病態に対してもステロイドを漫然と投与せず、投与開始後は有効性と副作用について慎重に考慮し、無効例ではすみやかに中止します。

　投与方法には漸減法と漸増法があり、ステロイドは主に半減期の長いベタメタゾン（リンデロン®）やデキサメタゾン（デカドロン®）が使用されます。漸減法では、経口または点滴静注でリンデロン®4〜8mg/日程度から投与を開始し、効果を認めれば維持量を0.5〜4mg/日として漸減します。漸増法では、経口または点滴静注でリンデロン®0.5mg/日から投与を開始し、効果を認めるまで4mg/日を目標に漸増します。

　投与に際しては、高血糖や高血圧、不眠・せん妄などの精神神経症状、消化性潰瘍（NSAIDs併用時）、骨粗鬆症、満月様顔貌など、ステロイドの副作用に注意しましょう。

文献
1）日本緩和医療学会 緩和医療ガイドライン委員会：がん患者の呼吸器症状の緩和に関するガイドライン 2016年版 第2版. 金原出版, 東京, 2016.

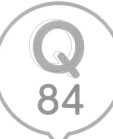

ストーマ廃液から薬剤（アダラート®CR錠）が出ているけれど、効果は得られているの?

アダラート®CR錠はゴーストピルが発生しない徐放錠なので、効果が十分に得られていないと考えられます。ジェネリック医薬品など製剤設計で異なるため、同じニフェジピン製剤でも製剤ごとに確認が必要です。

梅田将光

 ゴーストピルがあっても、問題ない薬剤もある

　徐放錠とは、そのままでは短時間で吸収・分解されてしまう薬剤を、一定の速度で放出することで効果が持続するよう工夫された製剤のことです。血中濃度の上昇による副作用の回避や、服用回数を減らす効果などが期待できます。

　徐放錠は製剤設計により違いがあります→Q2。そのなかでも、エチルセルロースなど水に溶けにくいコーティング剤やマトリックス基材を使用したものについては、"ゴーストピル"（製剤残渣）といわれる薬の抜け殻を便中に認めることがあります。

　バルプロ酸ナトリウム（デパケン®R錠）やオキシコドン塩酸塩（オキシコンチン®錠）などは、マトリックス基材を使用した徐放錠であり、便中にゴーストピルが発生することが知られています。これらの薬剤については、激しい下痢などで早期に薬剤が排泄されない限り、便中に錠剤の抜け殻がみられても効果に問題はありません。

　ニフェジピン（アダラート®CR錠）のように、時間差で薬が吸収される徐放錠は、本来

ゴーストピルが発生しないため、便中に錠剤の抜け殻がみられるということは、効果が十分に得られていないものと考えられます。原因としては、激しい下痢などの影響で徐放層から十分に吸収される前に、便中に排泄されてしまった可能性などが考えられます。

▼ ゴーストピルを認める薬剤（一例）

一般名	主な商品名
オキシコドン	オキシコンチン®錠
メサラジン	ペンタサ®錠
ジソピラミド ン酸塩	ジソピラミド徐放錠「テバ」、ジソピラミドリン酸塩徐放錠「トーワ」「日医工」
dl-イソプレナ リン塩酸塩	プロタノール®S錠
ニフェジピン	ニフェジピンCR錠「NP」「ZE」「サワイ」「三和」「日医工」
テオフィリン	ユニフィル®LA錠、テオロング®錠、ユニコン®錠、チルミン®錠、スロービッド®カプセル、テオフィリン徐放錠「トーワ」「日医工」
バルプロ酸 ナトリウム	セレニカ®R錠・顆粒、デパケン®R錠、バルプロ酸ナトリウムSR錠「アメル」、バルプロ酸ナトリウム徐放錠A「トーワ」
メチルフェニ デート塩酸塩	コンサータ®錠
パリペリドン	インヴェガ®錠
硫酸鉄	フェロ・グラデュメット®錠105mg
塩化カリウム	スローケー®錠、ケーサプライ錠

Q85 コムタン®とメネシット®は、なぜ同時に服用するの?

A コムタン®はレボドパの効果を増強する目的で投与されるため、メネシット®、またはマドパー®などレボドパ製剤との併用により効果が認められます。

梅田将光

Part 4 作用

コムタン®は、レボドパと併用しないと意味がない

パーキンソン病治療薬のエンタカポン(コムタン®)は、COMTと呼ばれるレボドパの代謝にかかわる酵素を阻害し、レボドパの代謝を抑制することでレボドパをより持続的に脳内に移行させることができ、レボドパの効果を増強する目的で投与されます。コムタン®単剤では効果が認められないため、必ずレボドパ・カルビドパ(メネシット®など)またはレボドパ・ベンセラジド塩酸塩(マドパー®など)との併用が必要です。

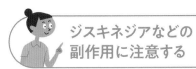

ジスキネジアなどの副作用に注意する

コムタン®はレボドパの効果を増強するた

め、使用する際にはジスキネジアや精神症状(幻覚、錯乱)、悪心・嘔吐、消化管運動障害や血圧低下などのレボドパによるドパミン作動性の副作用の発現に注意が必要です。ジスキネジアとは顔面、舌、頸部、四肢、体幹が不規則に動く、自分では止めることができない不随意運動であり、主にレボドパの血中濃度が高いときに出現します。

ジスキネジアなどの副作用症状がみられた場合は、コムタン®の減量や中止、あるいはメネシット®またはマドパー®などの用法・用量を調節する必要があります。

文献
1) ノバルティス ファーマ株式会社：DR's Net(医療関係者向けサイト). https://drs-net.novartis.co.jp/dr/products/product/comtan/faq/(2020.5.10.アクセス)

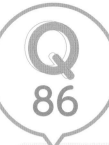

グリセリン浣腸と テレミンソフト®坐薬、 どちらが血圧低下しにくいの?

 浣腸・坐薬にかかわらず、強制排便時には迷走神経反射による血圧低下やショックが起こりうるため、どちらも同様に注意が必要です。

梅田将光

 どちらの薬剤も 血圧低下のリスクがある

1. グリセリン浣腸

グリセリン浣腸は、直腸内への注入によって腸管壁の水分を吸収することに伴う刺激作用により腸管蠕動を亢進させ、また、浸透作用により糞便を軟化、膨潤化させることにより糞便を排泄させます。作用発現時間は約2〜5分とすみやかであり、通常、便秘や腸疾患時の排便に用いられます。

浣腸による強制排便時には、迷走神経反射による血圧低下やショックが起こる可能性があり注意が必要です。そのため、グリセリン浣腸では全身衰弱の強い患者さんに対してはショックを起こす可能性があるため禁忌となっています。

浣腸時は左側臥位をとり、めやすとしてチューブを5〜6cm挿入します。グリセリン浣腸の取り扱い時の注意については、過去に医療安全情報[1]が出されており、十分注意して行いましょう。

2. テレミンソフト®坐薬

一方、ビサコジル(テレミンソフト®坐薬)は、結腸・直腸粘膜の副交感神経末端に作用して腸管蠕動を亢進させ、腸粘膜への直接作用により排便を促します。また、結腸腔内における水分の吸収を抑制し、腸内の水分を増加させます。作用は15〜60分以内に現れ、通常、便秘や消化管検査時または手術前後における腸管内容物の排除に用いられます。

便秘に使用される坐薬には他にも炭酸水素ナトリウム・無水リン酸二水素ナトリウム配合(新レシカルボン®坐剤)があり、直腸内で融解することでCO_2を徐々に発生し、このCO_2により直腸粘膜を刺激、拡張することで排泄刺激を与え、また、その刺激が大腸の蠕動運動を誘発します。

坐薬についても、浣腸と同様に強制排便を起こす薬剤であることから、迷走神経反射による血圧低下やショックを起こす可能性があるため注意が必要です。

文献
1) 日本医療機能評価機構:グリセリン浣腸の取扱い時の注意について. 医療安全情報No.34(2012年10月). https://www.pmda.go.jp/files/000208766.pdf(2020.5.10.アクセス)

Part 4　その他の製剤の作用

Q87

吃逆には
どのような薬剤が使えるの?

A　吃逆に保険適用のあるコントミン®、ウインタミン®が、
一般的に第1選択薬として使用されます。

梅田将光

Part
4

作用

つらい吃逆には
薬物療法もできる

　吃逆とはしゃっくりのことで、多くは一時
的なものであり、治療の必要性はありません。
しかし、長時間続いたり、難治性の場合には
薬剤を使用することもあります。

　吃逆に保険適用のある薬剤は、抗精神病薬
のクロルプロマジン(コントミン®、ウインタ
ミン®)と呉茱萸湯エキス細粒のみであり、一
般的にコントミン®、ウインタミン®が第1選
択薬として使用されています。用法用量は、
経口または筋注で1回25〜50mg、1日3〜
4回ほどがめやすとなります。

　投与初期には、副作用として起立性低血圧
や日中の眠気が現れることがあるので、この
ような症状が現れた場合には減量などを検討

します。

　また、保険適用はありませんが経験的に、
バクロフェン(ギャバロン®、リオレサール®)
やアミトリプチリン塩酸塩(トリプタノール)
を使用したり、クロナゼパム(ランドセン®、
リボトリール®)やバルプロ酸ナトリウム(デ
パケン®)などの抗てんかん薬が使用されるこ
ともあります。

　食道炎などの消化器疾患が原因と思われる
場合には、メトクロプラミド(プリンペラン®)
やオメプラゾール(オメプラゾン®、オメプラ
ール®)が使用されることもあります。

文献
1)福岡県薬剤師会HP　https://www.fpa.or.jp/(2020.5.10.
　アクセス)

129

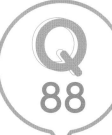

ワーファリン服用中に抗菌薬を投与すると、なぜPT-INRが延長するの?

肝臓での代謝酵素を阻害することや、抗菌薬の腸内細菌抑制作用により、ビタミンK産生が抑制されることで、ワーファリンの作用を増強するためと考えられています。

梅田将光

 抗菌薬がワーファリンの作用を増強させることがある

ワルファリンカリウム(ワーファリン)は、主にビタミンKの作用に拮抗し、肝臓におけるビタミンK依存性血液凝固因子(プロトロンビン、第Ⅶ、第Ⅸおよび第Ⅹ因子)の生合成を抑制して、抗凝固効果および抗血栓効果を発揮します。ワーファリン投与後は、主に肝臓で代謝され、代謝にはCYP2C9やCYP1A2、CYP3A4など複数の代謝酵素が関与していることが知られています。プロトロンビン時間国際標準比(prothrombin time-international normalized ratio:PT-INR)はワーファリンの効果の指標として用いられ、「1.0」では効果が出ていない状態です。1.0より大きく(延長)なるにつれ、抗凝固作用が強くなっていることを表します。

クラリスロマイシンやエリスロマイシンなどのマクロライド系抗菌薬は、肝臓での代謝酵素(主にCYP3A4)に対する阻害作用をもち、その結果、ワーファリンの代謝が阻害されることで、ワーファリンの作用が増強することがあります。

また、その他のペニシリン系、セフェム系、アミノグリコシド系、テトラサイクリン系、クロラムフェニコール系などの抗菌薬については、抗菌薬の効果によって腸内細菌が死滅し、本来、腸内細菌によってつくられるビタミンKの産生が抑制されることで、ワーファリンの作用が増強することがあります。

したがって、これらの抗菌薬とワーファリンを併用する場合には、PT-INRの変動に十分注意しながら投与を行いましょう。

▼ ワーファリンと併用してはいけないその他の薬剤(禁忌)

	分類	一般名(商品名)
作用を増強 (肝代謝酵素の阻害作用)	抗リウマチ薬	イグラチモド(ケアラム®、コルベット®)
	口腔・食道カンジダ症治療薬 深在性真菌症治療薬	ミコナゾール(フロリード ゲル経口用・F注)
作用を減弱 (肝代謝酵素の誘導作用)	骨粗鬆症治療用ビタミンK$_2$治療薬	メナテトレノン(グラケー®)

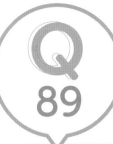

Q89 ソセゴン®注射液とアセリオ®、ロピオン®静注の作用時間は、それぞれどのくらいなの？

A ソセゴン®注射液とアセリオ®は3〜4時間ほど、ロピオン®静注は明確なデータはありませんが5〜6時間を超える作用持続時間があると示されています。

梅田将光

Part 4

作用

 反復投与はそれぞれの作用時間を考慮する

 非オピオイド性鎮痛薬のペンタゾシン（ソセゴン®注射液）は、半減期が1〜2時間ほどであり、3〜4時間ほど作用が持続します。

鎮痛作用はモルヒネのおよそ1/2〜1/4の効力であり、皮下注、筋注では15〜20分、静注では2〜3分で迅速に効果が現れます。作用時間を考慮し、反復投与をする際には3〜4時間おきに投与します。

弱いオピオイド拮抗作用をもつため、慢性的にオピオイドを投与している患者さんでは退薬症状 → Q7 Column を誘発することがあり、使用は避ける必要があります。また、長期投与によって身体的依存を生じうる可能性があり、できる限り長期の使用は避けることが推奨されます。

副作用では、**悪心・嘔吐がよく起こり**、特に注射後、自由に動き回る患者さんで起こりやすいとの報告があります。ほかにも、ソセゴン®注射液投与により呼吸抑制、心筋収縮力抑制、血圧上昇、心拍数上昇などの症状が起こるリスクがあるため注意が必要です。

アセリオ®は、アセトアミノフェンの注射薬で安全性と鎮痛効果のバランスがよく、近年頻用されています → Q11 。ソセゴン®注射液と同様に半減期が1〜2時間ほどであり、3〜4時間ほど作用が持続します。

一方、非ステロイド抗炎症薬（NSAIDs）のフルルビプロフェン アキセチル（ロピオン®静注）は、添付文書などに明確な作用持続時間の記載はありませんが、ソセゴン®注射液より長い5〜6時間を超える作用持続時間をもつことが示されています。反復投与をする際にはおおむね8〜12時間おきに投与します。

使用上の注意点として、けいれんが現れることがあるので、ニューキノロン系抗菌薬との併用は避けることが望ましく、なかでも塩酸ロメフロキサシン（バレオン®）、ノルフロキサシン（バクシダール®）、プルリフロキサシン（スオード®）は併用禁忌です。そのほか、**消化性潰瘍や重篤な肝障害、腎障害、重篤な心機能不全、重篤な高血圧症、アスピリン喘息のある患者さんには投与禁忌です。**

文献
1）日本麻酔科学会：医薬品ガイドライン第3版4訂.
　https://anesth.or.jp/users/person/guide_line/medicine
　（2020.5.10.アクセス）

ソセゴン®+アタラックス®-P混合液の作用時間はどのくらい？

ソセゴン®の鎮痛作用の作用時間は3～4時間ほど、アタラックス®-Pの中枢抑制作用と制吐作用の作用時間は4～6時間ほどであると考えられます。

梅田将光

効果が続く時間は、半減期だけではわからない

薬剤が体内からどれくらいの時間で排泄されるかを示す、消失半減期（半減期、T1/2）という時間があります。半減期は体内に入った薬剤の量が半分になる時間を示します。

例えば半減期が2時間の薬剤は、投与後2時間で体内に入った薬剤量のうち50%が排泄されることを示します。4時間経過すると半分の半分（25%）の量になり、3半減期時間で12.5%となります。そして、おおよそ半減期の4～5倍の時間が経過すると、ほぼ完全に体内から排泄されるといわれています。

ここで注意したいのは、すべての薬剤の効果持続時間が半減期で説明できるわけではないということです。半減期は薬剤の効果持続時間のめやすにはなる、という程度に考えておくのがよいでしょう。

ヒドロキシジン塩酸塩（アタラックス®-P）は中枢抑制作用と制吐作用があり、しばしば鎮痛作用をもつペンタゾシン（ソセゴン®）と混合して疼痛時に使用されます。

半減期はソセゴン®が2～5時間ほど、アタラックス®-Pは10時間程度とされています。よってソセゴン®+アタラックス®-Pの混合液は、鎮痛効果で5時間程度、中枢抑制作用と制吐作用は10時間程度続くと予想されます。

反復投与する際は、痛みと鎮静状態を観察しながら4～6時間または10時間程度あけて投与する必要があると考えられます。痛みが強く、鎮静作用は継続していると考えられる場合は、アタラックス®-Pを投与せず、ソセゴン®のみで対応するほうがよいでしょう。

文献
1）日本麻酔科学会：医薬品ガイドライン第3版4訂.
　https://anesth.or.jp/users/person/guide_line/medicine
　（2020.5.10.アクセス）

▼ 半減期時間と血中濃度の関係（半減期が2時間の薬剤の場合）

	半減期時間	2半減期時間	3半減期時間	4半減期時間	5半減期時間
半減期の例	2時間	4時間	6時間	8時間	10時間
血中の薬剤量	50%	25%	12.5%	6.25%	3.125%

Q 91 統合失調症でオランザピンは、なぜ就寝前に服用するの?

A オランザピンは副作用として傾眠が認められることから、夕食後または就寝前に服用することが一般的です。

梅田将光

Part 4

作用

抗精神病薬のオランザピン(ジプレキサ®)は鎮静作用が強く、副作用として傾眠が認められることから、就寝前に服用することが一般的です。また、最高血中濃度に到達する時間(Tmax)が5～6時間ほどであることを考え、夕食後に服用することもよくあります。

臨床試験時の投与タイミングが「就寝前」と設定されていたことから、双極性障害のうつ症状に対する用法には、就寝前に投与することと記載があります。

傾眠以外にも注意したい副作用がある

そのほか、オランザピンの主な副作用には、振戦、アカシジアなどの錐体外路症状や体重増加、食欲亢進が挙げられます。

1. 食欲亢進

食欲亢進は、セロトニン5-HT2cおよびヒスタミンH₁受容体に対する拮抗作用との関連などが考えられていますが、発現機序は明確ではありません。一般的な対処方法として、食欲亢進に伴う体重増加には栄養指導、運動・

食事療法などがあります。しかし、個々の患者さんによって体重増加の程度は異なるため、運動・食事療法などを行っても体重が増加する場合には、オランザピンの減量や他の抗精神病薬への変更も考慮します。

オランザピンは離脱症状にも気をつける必要があるため、長期で服用している場合には少しずつ減量を行います → Q7 。

2. 高血糖

オランザピンの重大な副作用としては著しい血糖値の上昇も知られており、糖尿病ケトアシドーシスや糖尿病性昏睡などの致命的な経過をたどることがあります。そのため、糖尿病、または糖尿病の既往歴のある患者さんには禁忌となり注意が必要です。

高血糖が示唆される症状(口渇、多飲、多尿、頻尿など)が認められた場合には、血糖値や臨床症状を観察し、慎重に投与します。

*

オランザピンはドパミン受容体遮断作用をもつため、制吐作用が期待できます。現在では、抗がん薬(シスプラチンなど)の投与に伴う悪心・嘔吐を改善する目的での使用が認められています。

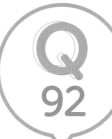

Q 92 吸入薬には種類が多いけれど、どのような特徴や投与方法があるの?

 気管支喘息やCOPDで使用される吸入薬は、薬効や作用時間によって大別できます。喘息治療では「長期管理薬」で症状を予防し、発作時に「発作治療薬」を用います。患者さんの吸気能力にあわせて吸入器具を使い分けます。

梅田将光

 ## 喘息には、予防と発作のための薬剤がある

気管支喘息や慢性閉塞性肺疾患(chronic obstructive pulmonary disease:COPD)の治療で使用される吸入薬には多くの種類があり、主に吸入ステロイド薬(inhaled corticosteroid:ICS)、長時間作用型β₂受容体刺激薬(long acting beta agonist:LABA ラバ)、短時間作用型β₂受容体刺激薬(short acting beta agonist:SABA サバ)、長時間作用型抗コリン薬(long-acting muscarinic antagonist:LAMA ラマ)の4つに大別されます。

また、これらを組み合わせたICS/LABA配合薬や、LAMA/LABA配合薬も頻用されています。

喘息では、長期管理薬で発作を予防し、発作時には発作治療薬を使用することが治療の基本となります。そのため、長期管理薬は発作の自覚症状がない期間においても継続して使用することが大切です。

また、ブデソニド・ホルモテロールフマル酸塩(シムビコート®)では、LABAとして含まれるホルモテロールが、SABAと同じように効果発現が早いという特性があり、長期管理薬としてだけでなく、1剤で発作時の吸入も可能となっています(=SMART療法)。

 ## 吸入器具は、吸入能力と特徴にあわせて選ぶ

吸入器具(デバイス)も製剤によって異なっており、器具ごとにそれぞれ特徴があります。主に患者さんの吸気の能力で使い分けがされています。吸気がとても弱く、十分に薬剤を吸入できない可能性がある場合には、ドライパウダー吸入器(DPI)の使用は困難なため、他の吸入器具を選択する必要があります。

文献
1) 日本アレルギー学会喘息ガイドライン専門部会監修:喘息予防・管理ガイドライン2018. 協和企画, 東京, 2018.
2) 佐々木優:喘息吸入薬・鎮咳薬など. 荒木博陽編, 知らないと危ない!病棟でよく使われるくすり, 照林社, 東京, 2018:148-162.

▼ 吸入器具の特徴

器具の種類	長所	短所
1 加圧噴霧式吸入器（pMDI） ● 薬剤と噴射剤がボンベに充填されている ● ボンベを押すと一定量の薬剤が噴霧される	● 吸気が弱くても吸入でき、発作時にも使用可能 ● 小型で携帯しやすい	● 薬剤噴霧と患者の吸気タイミングをあわせる同調が必要 ● 小児や高齢者など同調が難しい患者では、スペーサー（吸入補助器具）を併用する。スペーサーにより、口腔内や咽頭への薬剤沈着や刺激を防ぐことも期待できる
2 ドライパウダー吸入器（DPI） ● 粉末薬剤を自己の吸気によって吸入する ● あらかじめ薬剤が吸入器に入っているものと、専用の吸入器具に装着する必要があるものがある	● 薬剤噴霧と吸気の同調は必要としない ● スペーサーを必要としない	● 吸気が弱い小児や高齢者には適さない ● 発作時には適さない ● 吸入した気がしない ● 湿気に弱く、保管に注意が必要
3 ソフトミストインヘラー（SMI） ● ゆっくりと霧状に噴霧される薬剤を吸入する	● pMDIやDPIで必要とされる手技（息止め、同調、適切な吸気速度など）を必要としない ● ネブライザーのように装置が大きくなく、小型で携帯しやすい	● COPD治療薬のみの吸入器 ● 使用開始時にカートリッジをセットする作業が必要
4 ネブライザー ● 専用の装置で霧状にした薬剤を、自然な呼吸で吸入する	● pMDIやDPIで必要とされる手技（息止め、同調、適切な吸気速度など）を必要としない ● pMDIやDPIでは適切に吸入できない乳幼児、高齢者を含む全年齢で使用可能 ● 薬液量を細かく調節できる ● 長時間の持続吸入が可能	● 装置が大きく携帯に不向き ● 装置が高価 ● 吸入に時間がかかる

佐々木優：喘息吸入薬・鎮咳薬など. 荒木博陽編, 知らないと危ない！病棟でよく使われるくすり, 照林社, 東京, 2018：150. をもとに作成

▼ 気管支喘息、COPDに用いる吸入薬（一例）

器：吸入器具の商品名

一般名	商品名・吸入器具の種類	適応	用法・用量
1. 吸入ステロイド薬			
シクレソニド	オルベスコ® **1** pMDI	喘息	・成人：100〜400μgを1日1回吸入（最大1日800μg、1日2回に分けて吸入） ・小児：100〜200μgを1日1回吸入（良好に症状がコントロールされている場合は50μgを1日1回まで減量可
ブデソニド	パルミコート® **2** DPI（タービュヘイラー®） **4** ネブライザー	喘息	⊕ タービュヘイラー® ・成人：1回100〜400μgを1日2回吸入（最大1日1600μg） ・小児：1回100〜200μgを1日2回吸入（最大1日800μg） ⊕ 吸入液 ・成人：0.5mgを1日2回または1mgを1日1回、ネブライザーを用いて吸入（最大1日2mg） ・小児：0.25mgを1日2回または0.5mgを1日1回、ネブライザーを用いて吸入（最大1日1mg）
フルチカゾンプロピオン酸エステル	フルタイド **1** pMDI **2** DPI（**器**ディスクヘラー、ディスカス）	喘息	・成人：1回100μgを1日2回吸入（最大1日800μg） ・小児：1回50μgを1日2回吸入（最大1日200μg）

一般名	商品名・吸入器具の種類	適応	用法・用量
ベクロメタゾンプロピオン酸エステル	キュバール™ 1 pMDI	喘息	・成人：1回100μgを1日2回噴霧吸入（最大1日800μg） ・小児：1回50μgを1日2回噴霧吸入（最大1日200μg）
モメタゾンフランカルボン酸エステル	アズマネックス® 2 DPI（ツイストヘラー®）	喘息	・成人：1回100μgを1日2回吸入（最大1日800μg）
フルチカゾンフランカルボン酸エステル	アニュイティ 2 DPI（エリプタ）	喘息	・成人：100μgを1日1回吸入（最大200μg）
2. β₂受容体刺激薬			
①長時間作用型（LABA）			
サルメテロールキシナホ酸塩	セレベント 2 DPI（器 ディスクヘラー、ディスカス）	喘息 COPD	・成人：1回50μgを1日2回、朝・就寝前に吸入 ・小児：1回25μgを1日2回、朝・就寝前に吸入
インダカテロールマレイン酸塩	オンブレス® 2 DPI（器 ブリーズヘラー®）	COPD	・1回1カプセル（150μg）を1日1回吸入
ホルモテロールフマル酸塩	オーキシス® 2 DPI（タービュヘイラー®）	COPD	・1回1吸入（9μg）を1日1回吸入
②短時間作用型（SABA）			
サルブタモール硫酸塩	ベネトリン® 4 ネブライザー	喘息 COPD	・成人：1回0.3〜0.5mL（サルブタモールとして1.5〜2.5mg）を深呼吸しながら吸入器を用いて吸入 ・小児：1回0.1〜0.3mL（サルブタモールとして0.5〜1.5mg）を深呼吸しながら吸入器を用いて吸入
	サルタノール® 1 pMDI	喘息 COPD	・成人：1回200μg（2吸入）を吸入 ・小児：1回100μg（1吸入）を吸入
プロカテロール塩酸塩	メプチン® 1 pMDI（メプチンエアー®、メプチンキッドエアー®） 2 DPI（メプチン®スイングヘラー®） 4 ネブライザー	喘息 COPD	◉ メプチンエアー®、スイングヘラー® ・成人：1回20μg（2吸入）を吸入 ・小児：1回10μg（1吸入）を吸入 ◉ メプチンキッドエアー® ・成人：1回20μg（4吸入）を吸入 ・小児：1回10μg（2吸入）を吸入 ◉ 吸入液 ・成人：1回30〜50μg（0.3〜0.5mL）を深呼吸しながらネブライザーを用いて吸入 ・小児：1回10〜30μg（0.1〜0.3mL）を深呼吸しながらネブライザーを用いて吸入
フェノテロール臭化水素酸塩	ベロテック® 1 pMDI	喘息 COPD	・1回2吸入（フェノテロール臭化水素酸塩として0.2mg）
3. 吸入ステロイド薬／β₂受容体刺激薬（LABA）配合薬			
サルメテロールキシナホ酸塩・フルチカゾンプロピオン酸エステル	アドエア 1 pMDI 2 DPI（ディスカス）	喘息 COPD（250ディスカス、125エアゾールのみ）	・気管支喘息：1回サルメテロールとして50μg、フルチカゾンプロピオン酸エステルとして100μgを1日2回吸入 ・COPD：1回サルメテロールとして50μg、フルチカゾンプロピオン酸エステルとして250μgを1日2回吸入
ブデソニド・ホルモテロールフマル酸塩	シムビコート® 2 DPI（タービュヘイラー®）	喘息 COPD	・気管支喘息：1回1吸入（ブデソニドとして160μg、ホルモテロールフマル酸塩として4.5μg）を1日2回吸入（最大1日ブデソニドとして1280μg、ホルモテロールフマル酸塩として36μg） ・COPD：1回2吸入（ブデソニドとして320μg、ホルモテロールフマル酸塩として9μg）を1日2回吸入

一般名	商品名・吸入器具の種類	適応	用法・用量
フルチカゾンプロピオン酸エステル・ホルモテロールフマル酸塩	フルティフォーム® 1 pMDI	喘息	・フルチカゾンプロピオン酸エステルとして50μg、ホルモテロールフマル酸塩として5μgを1回2吸入、1日2回
ビランテロールトリフェニル酢酸塩・フルチカゾンフランカルボン酸エステル	レルベア 2 DPI（エリプタ）	喘息 COPD（100エリプタのみ）	ビランテロールとして25μg、フルチカゾンフランカルボン酸エステルとして100μgを1日1回吸入

4. 抗コリン薬

①長時間作用型（LAMA）

一般名	商品名・吸入器具の種類	適応	用法・用量
グリコピロニウム臭化物	シーブリ® 2 DPI（器 ブリーズヘラー®）	COPD	・1回1カプセル（50μg）を1日1回吸入
チオトロピウム臭化物	スピリーバ® 2 DPI（器 ハンディヘラー®） 3 SMI（レスピマット®）	喘息（1.25μgレスピマット®のみ） COPD	⊕ レスピマット® ・気管支喘息：1.25μgを1回2吸入、1日1回 ・COPD：2.5μgを1回2吸入、1日1回 ⊕ 吸入用カプセル ・1回1カプセル（18μg）を1日1回吸入
アクリジニウム臭化物	エクリラ® 2 DPI（ジェヌエア®）	COPD	・1回1吸入（400μg）を1日2回吸入
ウメクリジニウム臭化物	エンクラッセ 2 DPI（エリプタ）	COPD	・1吸入（62.5μg）を1日1回吸入

②短時間作用型（SAMA）

一般名	商品名・吸入器具の種類	適応	用法・用量
イプラトロピウム臭化物	アトロベント® 1 pMDI	喘息 COPD	・1回1〜2噴射（20〜40μg）を1日3〜4回吸入

5. 抗コリン薬／β_2受容体刺激薬配合剤

一般名	商品名・吸入器具の種類	適応	用法・用量
グリコピロニウム臭化物・インダカテロールマレイン酸塩	ウルティブロ® 2 DPI（器 ブリーズヘラー®）	COPD	・1回1カプセル（グリコピロニウムとして50μg、インダカテロールとして110μg）を1日1回吸入
ウメクリジニウム臭化物・ビランテロールトリフェニル酢酸塩	アノーロ 2 DPI（エリプタ）	COPD	・1回1吸入（ウメクリジニウムとして62.5μg、ビランテロールとして25μg）を1日1回吸入
チオトロピウム臭化物・オロダテロール塩酸塩	スピオルト® 3 SMI（レスピマット®）	COPD	・1回2吸入（チオトロピウムとして5μg、オロダテロールとして5μg）を1日1回吸入

6. ケミカルメディエーター遊離抑制薬

一般名	商品名・吸入器具の種類	適応	用法・用量
クロモグリク酸ナトリウム	インタール® 1 pMDI 4 ネブライザー	喘息	⊕ エアロゾル ・1回2噴霧（クロモグリク酸ナトリウムとして2mg）、1日4回（朝、昼、夕、就寝前）吸入 ⊕ 吸入液 ・朝、昼、就寝前ないしは朝、昼、夕、就寝前、1回1アンプル（クロモグリク酸ナトリウムとして20mg）ずつ、1日3〜4アンプルを電動式ネブライザーを用いて吸入

各種添付文書・インタビューフォームをもとに作成

Part 4

作用

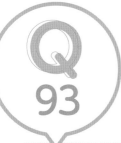

Q93　MRSA感染症に対する治療薬として、バンコマイシンの代替薬には何があるの?

A MRSA感染症に対しては、他の抗MRSA薬やMRSAに感受性のある抗菌薬から代替薬を検討します。しかし、安易に代替薬の検討を行うべきではなく、臓器移行性や保険適用を考慮した薬剤の選択が必要です。

梅田将光

各薬剤がもつ特徴にあわせて選択される

　メチシリン耐性黄色ブドウ球菌（methicillin resistant *Staphylococcus aureus*：MRSA）は、多くの抗菌薬に抵抗（耐性）を示すため、限られた抗菌薬のみ効果を示します。

　日本で認可されている抗MRSA薬は、バンコマイシン塩酸塩（塩酸バンコマイシン）、テイコプラニン（タゴシッド®）、アルベカシン硫酸塩（ハベカシン®）、リネゾリド（ザイボックス®）、ダプトマイシン（キュビシン®）、テジゾリドリン酸エステル（シベクトロ®）の6種類です。このなかで、バンコマイシンやタゴシッド®、ハベカシン®は血中濃度の測定（治

療薬物モニタリング：TDM）→ Q47 を必要とします。また、それぞれの感染臓器への有効性については各薬剤に特徴があります。

　抗MRSA薬以外についてもMRSAに感受性のある場合は、スルファメトキサゾール・トリメトプリム（バクタ®）やリファンピシン（リファジン®）、クリンダマイシン（ダラシン®）、ミノサイクリン（ミノマイシン®）、アミノグリコシド系薬などもMRSA感染症に対し使用されることがあります。

文献
1）日本化学療法学会,日本感染症学会 MRSA感染症の治療ガイドライン作成委員会編：MRSA感染症の治療ガイドライン 改訂版, 2019.
http://www.chemotherapy.or.jp/guideline/guideline_mrsa_2019.html（2020.5.10.アクセス）

▼ 抗MRSA薬における疾患別の有効性

一般名（商品名）	有効性が報告されている疾患（保険適用あり）
バンコマイシン塩酸塩（塩酸バンコマイシン）	肺炎・肺膿瘍・膿胸、敗血症、感染性心内膜炎、骨髄炎・関節炎、腹膜炎、化膿性髄膜炎、発熱性好中球減少症
テイコプラニン（タゴシッド®）	肺炎・肺膿瘍・膿胸、気道感染症、敗血症、皮膚・軟部組織感染症
アルベカシン硫酸塩（ハベカシン®）	肺炎・肺膿瘍・膿胸、敗血症
リネゾリド（ザイボックス®）	肺炎・肺膿瘍・膿胸、敗血症、皮膚・軟部組織感染症
ダプトマイシン（キュビシン®）	敗血症、感染性心内膜炎、皮膚・軟部組織感染症（肺サーファクタントに結合し不活性化される性質があるため、肺炎には使用できない）
テジゾリドリン酸エステル（シベクトロ®）	皮膚・軟部組織感染症（重症腎障害患者にも使用することができ、用量の調整を必要としない）

Part
5

患者
に関するギモン

マイスリー®内服患者さんの不眠時指示が、同じマイスリー®なのは問題ないの?

基本的にはお勧めしません。どうしても追加する場合は、用量に注意します。マイスリー®の投与量は1日に最大10mgまでです。

林　太祐

最大投与量を超えていなければ追加できる

　最も重要なのは、安易に睡眠薬を投与せず、**睡眠環境を見直し、睡眠しやすい状況を作り出すことです** → Q7 。

　患者さんが服用しているゾルピデム酒石酸塩(マイスリー®)が5mgで、追加も5mgの指示であれば追加は可能です。もし1回に10mg服用中、または指示が1回10mgの場合は、追加投与しないようにします。

　マイスリー®は、非ベンゾジアゼピン(BZ)系薬剤に分類される超短時間作用型睡眠薬で、主に入眠障害に用いられます → Q7 。他のBZ系薬剤と比較して、筋弛緩作用が弱いとされ、高齢者でも頻用される傾向があります。

　他の睡眠薬と同様、高齢者へ安易に使用してよい薬剤ではありません。高齢者に10mg投与するのは慎重に行うべきです。ひとくちに高齢者といっても、年齢以外に各種臓器機能、運動機能、認知機能に相当なばらつきがあり、年齢だけで区別するのは危険です。BZ・非BZ系薬剤はなるべく使用しないようにガイドライン[1]でも推奨されています。せん妄の悪化、長期連用による健忘、急な中断

による退薬症状、ふらつきによる転倒には注意が必要です。

　睡眠薬は1種類の服用が望ましいです。2種類以上を用いる場合は、リスクとベネフィットをよく検討します。

　新しい睡眠薬である、ラメルテオン(ロゼレム®)、スボレキサント(ベルソムラ®)、レンボレキサント(デエビゴ®)は、BZ・非BZ系薬剤よりふらつき、筋弛緩作用、せん妄惹起作用、依存が起こりにくいといわれています。そのため、BZ・非BZ系薬剤よりこれらの薬剤の使用・追加を優先するほうが安全性は高いかもしれません。いずれにせよ、高齢者や侵襲の強い治療を受けている場合、状態が悪い場合は、転倒・転落やせん妄のリスクも増大するため、さらに注意が必要です → Q8 。

文献
1) 厚生労働科学研究・障害者対策総合研究事業「睡眠薬の適正使用及び減量・中止のための診療ガイドラインに関する研究班」および日本睡眠学会・睡眠薬使用ガイドライン作成ワーキンググループ編:睡眠薬の適正な使用と休薬のための診療ガイドライン2013年10月22日改訂. http://www.jssr.jp/data/pdf/suiminyaku-guideline.pdf(2020.5.10.アクセス)
2) 日本老年医学会日本医療研究開発機構費・高齢者の薬物治療の安全性に関する研究研究班編:高齢者の安全な薬物療法ガイドライン2015. 日本老年医学会, 東京, 2015.

Q95 デパス®内服患者さんの不眠時、何を追加すればいいの?

A できる限り追加はしないほうがいいですが、最大投与量を服用していないなら、副作用に注意しながら追加も可能でしょう。

林　太祐

高齢者では1日の最大投与量が異なる

エチゾラム（デパス®）の最大投与量は3mg/日ですが、高齢者では副作用が出やすいことから1.5mg/日までとされています → Q7 。

Q94でも取り上げたように、年齢だけで患者さんの状態を評価することはできません。臓器状態、運動機能、認知機能などを評価して、患者さんをモニタリングすることが重要であり、睡眠薬の増量や追加投与は慎重に行う必要があります。

デパス®投与時は副作用にも注意したい

デパス®はベンゾジアゼピン（BZ）系薬剤で、半減期が6時間で短時間作用型に分類される抗不安薬です。うつ病または統合失調症に伴う不眠にも用いられ、日本では最も濫用されているBZ系薬剤の1つといわれています。

筋弛緩作用が強いため、ふらつきや転倒のリスクが高く、またせん妄の悪化、依存症にも注意が必要です。長期間服用していた患者さんが急に中断した場合、退薬症状が出現し、かえって状態が悪化することがあります → Q7 。

長く服用してきた患者さんでは、すでに最大投与量に近い量を服用している場合、追加してもそれほど効果は期待できないでしょう。むしろ副作用のリスクがあるため、デパス®を含むBZ系薬剤の増量は望ましくない場合が多いと考えます。Q94と同様、睡眠環境の調整を図りましょう → Q7 。

文献
1) 厚生労働科学研究・障害者対策総合研究事業「睡眠薬の適正使用及び減量・中止のための診療ガイドラインに関する研究班」および日本睡眠学会・睡眠薬使用ガイドライン作成ワーキンググループ編：睡眠薬の適正な使用と休薬のための診療ガイドライン 2013年10月22日改訂. http://www.jssr.jp/data/pdf/suiminyaku-guideline.pdf（2020.5.10.アクセス）
2) 日本老年医学会日本医療研究開発機構研究費・高齢者の薬物治療の安全性に関する研究研究班編：高齢者の安全な薬物療法ガイドライン2015. 日本老年医学会, 東京, 2015.

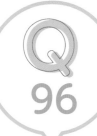

睡眠薬を使用したことがない患者さんがベルソムラ®を服用しても問題ない? 注意すべき副作用はあるの?

問題ありません。むしろ睡眠薬を服用したことのない患者さんのほうがよい場合もあります。

林　太祐

新しい作用機序の睡眠薬ベルソムラ®

　スボレキサント(ベルソムラ®)は、オレキシン受容体拮抗薬と呼ばれる、比較的新しい作用機序の睡眠薬です → Q94 。オレキシンとは脳内で覚醒を司るとされる物質で、ベルソムラ®はその作用を抑制することで睡眠を促す薬剤です。これまでのベンゾジアゼピン(BZ)系薬剤(非BZ系薬剤を含む)と比較して、自然な睡眠作用があるとされているので、初めて睡眠薬を使用する患者さんにも使いやすいでしょう。

　また副作用として、脱力・ふらつき、呼吸抑制、せん妄の悪化などが少ないとされています。ただ傾眠は副作用として起こるため、ふらつきや転倒のリスクがゼロではありません。他の睡眠薬と同様に注意します → Q7 。

▼ ベルソムラ®と併用してはいけない薬剤(一例)

・イトラコナゾール(イトリゾール®)
・ボリコナゾール(ブイフェンド®)
・クラリスロマイシン(クラリス®)
・リトナビル(ノービア®)

> CYP3Aを強く阻害するため、併用禁忌!

　BZ系薬剤でも同様のため、ベルソムラ®だけの注意点ではないですが、他の薬剤との飲み合わせにも注意が必要です。抗真菌薬のイトラコナゾール(イトリゾール®)、ボリコナゾール(ブイフェンド®)、抗菌薬のクラリスロマイシン(クラリス®)、抗HIV薬のリトナビル(ノービア®)などは血中濃度を上昇させて作用を増強させるため、併用禁忌です。

食事の時間にも注意したい

　ベルソムラ®の添付文書では、「食事の影響で最高血中濃度到達時間(Tmax)が1時間程度延長する」とあります。睡眠薬は通常、睡眠の直前に服用するように決められています。これは睡眠薬服用後に、何かの作業を行うとその作業を覚えていない(前向性健忘)、ふらつきから転倒するなどの副作用が起こるからです。睡眠の直前の食事は、睡眠の質を下げるともいわれています。つまり、薬剤の効果という観点からも、睡眠衛生の観点からも睡眠直前の食事は勧められません。

Q97 せん妄患者さんに、マイスリー®を使用していいの?

A せん妄を悪化させる可能性があるため、使用しないようにしましょう。

林 太祐

BZ・非BZ系薬剤の退薬症状にも注意する

ゾルピデム酒石酸塩(マイスリー®)などの非ベンゾジアゼピン(BZ)系薬剤は、せん妄を悪化させる要因のひとつです → Q8 。せん妄が起こっている患者さんを寝かせたいからといってBZ・非BZ系薬剤を投与すると、患者さんは寝るどころか、せん妄が悪化してしまい逆効果です。

また、せん妄の原因として、長期間服用したBZ・非BZ系薬剤の急激な中断があります。これは退薬症状 → Q7 Column といわれるもので、不快感、離人症状、知覚障害、睡眠障害、頭痛、筋痛、れん縮、振戦、食欲不振、嘔吐

などが起こりえます。これらの症状は、せん妄と区別がつきにくいものもあり、注意が必要です。

BZ・非BZ系薬剤の退薬症状は、特に短時間作用型のものを長期間使用した場合に多いといわれるので、**患者さんの睡眠薬使用歴を把握する**ことはせん妄の予防につながります。

BZ・非BZ系薬剤を常用していない場合は、Q8で挙げたような抗精神薬を使用することがあります。いずれの場合も、**薬剤を投与した前後での患者さんの状態をよく観察し、変化を記録する**ことは、その後のせん妄治療に非常に有用です。

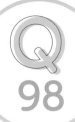

術後せん妄のリスク因子と対応方法は何があるの?

 術後せん妄は、各種チューブ・カテーテルなどの事故抜去や転倒・転落、暴力・暴言、無断離床・離棟などがリスクとして報告されています。
対応は、通常のせん妄と変わりません。

林　太祐

 術後せん妄はインシデントにつながりやすい

　術後せん妄発症率は、術後1週間以内に約10％という報告があります[1]。高齢者（75歳以上）では55％の発症という報告もあります[2]。また診療科別では、**心臓血管外科手術や消化器外科手術、整形外科手術**などで多かったとあります。大きな侵襲が加わりやすい手術で、よりせん妄発症リスクが大きいといえます。

　せん妄を発症した結果、発生したインシデントとして、術後は多くのルートが留置されているため、輸液ルート・胃管・ドレーン・尿道カテーテルなど各種チューブ・カテーテル類の事故（自己）抜去や、転倒・転落、暴力・暴言などが挙げられます。

 積極的に予防し、発症時は薬物療法も検討

1. 予防法

　通常の予防方法は、術後せん妄の場合であっても行うようにしましょう。

1）術後疼痛

　術後せん妄の予防には、**痛みのコントロール**も重要です。痛みの状況を把握して、適切に鎮痛薬を使用することは、せん妄の予防につながります。

2）不眠

　不眠を訴えた患者さんに、安易に**ベンゾジアゼピン（BZ）系薬剤**を使用しないことも重要です。眠れない原因が痛みである可能性もあるので、原因を評価することも忘れないようにしましょう → Q8, Q97。

3）術後感染症

　術後感染症もせん妄を悪化させます。患者さんのバイタルサインの変化にも注意します。

2. 薬物療法

　可能な限り原因を除去しても、せん妄が起こってしまうことはあります。その場合は、薬物療法を検討します → Q8。薬物療法の実施期間はできるだけ短期間となるように、患者さんの状態をよく観察することがポイントです。

▼ インシデントの内訳（延べ235件）

インシデント内容	件数（比率%）
輸液ルート事故抜去	81（34.5）
胃管・EDチューブ事故抜去	59（25.1）
転倒・転落	33（14.0）
ドレーン事故抜去	12（5.1）
暴力・暴言	12（5.1）
無断離床・離棟	11（4.7）
膀胱留置カテーテル事故抜去	6（2.6）
気管チューブ事故抜去	6（2.6）
その他	15（6.4）

＊事故抜去には自己抜去も含む

佐々木吉子, 林みよ子, 江川幸二, 他：術後せん妄ケアガイドライン作成に向けて —ICUおよび外科病棟の入院患者における 術後せん妄の発症状況および看護ケアの実態—. 日クリティカルケア看会誌 2014；10（1）：55.より引用

▼ せん妄対応の流れ

Step1　せん妄ハイリスク者の抽出
せん妄予測因子を確認

↓

Step2　せん妄の予防・早期発見
・予防的な非薬物療法・薬物療法
・せん妄症状スクリーニング

↓

Step3　せん妄出現時の対応
・安全対策の強化
・せん妄への薬物療法・非薬物療法

↓

Step4　せん妄改善後の対応
・せん妄治療に使用した処方の終了

竹内崇：転倒リスクが高まる「せん妄」対応法より. 情報誌けあ・ふる 2019；99. より引用

Part
5

患者

文献
1）佐々木吉子, 林みよ子, 江川幸二, 他：術後せん妄ケアガイドライン作成に向けて —ICUおよび外科病棟の入院患者における術後せん妄の発症状況および看護ケアの実態—.
日クリティカルケア看会誌 2014；10（1）：51-62.
2）深田伸二, 服部英幸, 竹村真理枝, 他：長寿医療研究開発費平成25年総括研究報告 高齢者術後せん妄に対する予防法・治療法の標準化に関する研究.
https://www.ncgg.go.jp/ncgg-kenkyu/documents/25/23xx-28.pdf（2020.5.10.アクセス）

ペニシリン系薬に アレルギーのある患者さんに、 ゾシン®は投与できるの?

A　投与は禁忌です。他の抗菌薬を選択し、アレルギー症状が発現しないか注意深く投与する必要があります。

林　太祐

抗菌薬は大きな分類でおさえよう

　タゾバクタム/ピペラシリン配合薬(ゾシン®、タゾピペ)は、タゾバクタムというβラクタマーゼ阻害薬とピペラシリンというペニシリン系抗菌薬の配合剤のため、ペニシリン系薬剤にアレルギーのある患者さんには投与できません。

　ペニシリン系薬剤を含む抗菌薬は種類も多く、使用する患者さんも多いため、覚えるのに苦労されている人も多いでしょう。すべてを覚えることは難しいと思いますが、ペニシリン系であるのか、セフェム系であるのかくらいは分類できると安心かもしれません。

アレルギー体質の患者には注意深く投与する

　抗菌薬には大まかに、ペニシリン系、セフェム系、カルバペネム系、キノロン系、マクロライド系、テトラサイクリン系、アミノグリコシド系、抗MRSA用薬、その他に分類さ

れます。このなかで、ペニシリン系、セフェム系、カルバペネム系は、共通の特徴としてβラクタム環という化学構造を持っています。この3種類は兄弟のような関係性なので、アレルギーにも注意が必要です。

　一般的に、ペニシリン系にアレルギーがあっても、セフェム系にはアレルギーが起こりにくいとはされています。しかし、ペニシリン系薬にアレルギーを示す患者さんは、そもそもアレルギー体質であることから、他の薬剤でアレルギーが起こらないとは限りません。アレルギー既往歴のある患者さんには、どの抗菌薬であっても、初回は特に注意深く投与する必要があります。

　また共通のβラクタム環を有する点から、医師によってはペニシリン系薬にアレルギーがある場合はセフェム系薬剤も使用しないという判断をされるケースもあります。施設の状況や医師の指示をしっかり確認しましょう。

　またアレルギーの既往歴を患者さんから聴取した場合は、確実に医師へ伝えるようにします。判断が難しい場合は、薬剤師にも相談してみるとよいでしょう → Q111。

▼ おさえておきたい抗菌薬の主な分類

分類	一般名	略号	商品名	剤形
ペニシリン系	ペニシリン製剤	PCG	ペニシリンGカリウム	注
			バイシリンG®	顆
	アンピシリン	ABPC	ビクシリン®	カ、DS、注
	ピペラシリンナトリウム	PIPC	ペントシリン®	注
	スルタミシリントシル酸塩		ユナシン®	錠、小児用細
	アンピシリンナトリウム・スルバクタムナトリウム	SBT/ABPC	ユナシン®-S	注
	タゾバクタム・ピペラシリン	TAZ/PIPC	ゾシン®	注
	クラブラン酸カリウム・アモキシシリン	CVA/AMPC	オーグメンチン	配合錠
セフェム系	セファゾリンナトリウム	CEZ	セファメジン®α	注
	セファレキシン	CEX	L-ケフレックス®	顆、小児用顆
	セファクロル	CCL	ケフラール®	カ、小児用細
	セフォチアム塩酸塩	CTM	パンスポリン®	注
	セフメタゾールナトリウム	CMZ	セフメタゾン®	注
	セフォタキシムナトリウム	CTX	クラフォラン®	注
			セフォタックス®	注
	セフォペラゾンナトリウム・スルバクタムナトリウム	SBT/CPZ	スルペラゾン®	注
	セフトリアキソンナトリウム	CTRX	ロセフィン®	注
	セフタジジム	CAZ	モダシン®	注
	セフジニル	CFDN	セフゾン®	カ、小児用細
	セフジトレンピボキシル	CDTR-PI	メイアクトMS®	錠、小児用細
	セフカペン ピボキシル塩酸塩	CFPN-PI	フロモックス®	錠、小児用細
	セフォゾプラン塩酸塩	CZOP	ファーストシン®	注
	セフェピム塩酸塩	CFPM	マキシピーム®	注
カルバペネム系	メロペネム	MEPM	メロペン®	注
	イミペネム・シラスタチンナトリウム	IMP/CS	チエナム®	注
キノロン系	レボフロキサシン	LVFX	クラビット®	錠、細、注
	シプロフロキサシン	CPEX	シプロキサン®	注
マクロライド系	エリスロマイシン	EM	エリスロマイシン	錠
	エリスロマイシンラクトビオン酸塩	EM	エリスロシン®	注
	アジスロマイシン	AZM	ジスロマック® ジスロマック®SR	錠、小児用カ、小児用細、成人用 DS、注
テトラサイクリン系	ミノサイクリン塩酸塩	MINO	ミノマイシン®	錠、カ、顆、注
アミノグリコシド系	ゲンタマイシン硫酸塩	GM	ゲンタシン®	注
	トブラマイシン	TOB	トブラシン®	注
抗MRSA用薬	バンコマイシン塩酸塩	VCM	塩酸バンコマイシン	散、注
	テイコプラニン	TEIC	タゴシッド®	注
	リネゾリド	LZD	ザイボックス®	錠、注
その他	クリンダマイシンリン酸エステル	CLDN	ダラシン®S	注、カ

表の凡例 錠:錠剤、カ:カプセル剤、散:散剤、細:細粒剤、顆:顆粒薬、DS:ドライシロップ、注:注射薬、静注用、注射用、点滴静注用、静注用キット（バッグ）

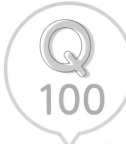

シスプラチンはアルコール過敏の患者さんにも使えるの?

アルコールを含んでいないため、問題なく使用できます。アルコールを含有する薬剤では注意が必要です。

井ノ口岳洋

注射薬に含まれる溶解補助剤にも注意

注射薬は血管内に投与するために、水に溶けなくてはなりません。しかし薬剤によっては、水に溶けない成分もあります。それら水に溶けにくい成分を溶けやすくするものを溶解補助剤といいます。溶解補助剤は、ヒトにとって安全で、薬剤を十分に溶解することができることが求められます。アルコールは飲用に用いられるように、ヒトに対する安全性は証明されています。

とはいえ、アルコールでも過敏症が起こるように、副作用はゼロではありません。他の溶解補助剤も同様で、アレルギーの原因となることがあります。注射薬は薬剤の成分だけでなく、添加物にも副作用の原因があることを、頭の片隅に入れておくといいでしょう。

アルコール過敏の患者は使用できない薬剤もある

抗がん薬のシスプラチン(ランダ®、ブリプ

ラチン®)はアルコールを含まないため、アルコール過敏の患者さんにも問題なく使用できます。カルボプラチン(パラプラチン®)やオキサリプラチン(エルプラット®)など、他の白金製剤もアルコールは含まれていません。

一方、パクリタキセル(タキソール®)は薬剤にエタノールを含有し、ドセタキセル(タキソテール®)、カバジタキセル アセトン付加物(ジェブタナ®)は添付溶解液にエタノールを含有するため、アルコール過敏の患者さんには使用できません(厳密にいうと、禁忌ではない)。

アルコール過敏ではない患者さんにこれらの薬剤を使用する際には、パクリタキセルは週1回だとビール約200mL、3週ごとだとビール約500mLに相当するアルコールが含まれているため、自動車の運転をしないように指導する必要があります。

ドセタキセルにおいては、添付溶解液を使用せずに調製することができ、またジェネリック医薬品でアルコールフリーの薬剤があるため、アルコール過敏の患者さんにも問題なく使用できます。

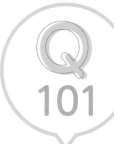

Q101 レザフィリン®使用後にシャワーは浴びていいの?

A シャワーを浴びることは可能です。浴びてはいけないのは、日光（強い光線）です。

林　太祐

投与後に光線過敏症が起こるのを防ぐ

タラポルフィンナトリウム（レザフィリン®）は、光線力学的療法（photodynamic therapy：PDT）に用いる薬剤で、肺がん、脳腫瘍、食道がんに適応があります。

光線力学的療法とは、光に感受性のある薬剤を腫瘍細胞などに集めて、特定のレーザー光線を当てることで活性化された薬剤が腫瘍細胞を攻撃する治療です。

レザフィリン®は投与後に強い光線を浴びると、光線過敏症を起こします。光線過敏症は皮膚に炎症や発疹ができる症状で、日焼けのひどい状態に近いです。

これらの症状はレザフィリン®投与後2週間つづくため、その期間は外出しないように過ごします。室内でも強い光は避け、500ルクス以下となるように調節します。一般的な病室は75〜150ルクスといわれており、問題ありません。もし入院中の患者さんのベッドが窓際だった場合は、ベッドの位置の変更を考慮します。

また投与後3日間はサングラスを着用するように指導します。

風呂場でよほど強い光線を浴びなければ、シャワーや入浴の制限はありません。レザフィリン®投与後で体調が悪いなどの症状が出ていない場合、医師がシャワーを許可している場合は、問題なく行うことができます。

Part 5 患者

▼ 光線力学的療法（PDT）のしくみ

薬剤（光感受性物質）を投与

がん

薬剤ががんに集積

レーザー光線を照射

薬剤が活性化してがんを攻撃する

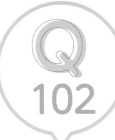
腎機能が低下した患者さんには、どの痛み止めを使えばいいの？

NSAIDsは使用しないように注意します。どうしても使用したい場合は、アセトアミノフェンを選択します。

林　太祐

アセトアミノフェンは、
腎臓への影響が少なめ

　非ステロイド抗炎症薬（NSAIDs）は、ロキソプロフェンナトリウム（ロキソニン®）やセレコキシブ（セレコックス®）、アスピリンで知られる鎮痛薬です。これらの薬剤は腎障害を起こすことが知られており、腎障害のある患者さんでは禁忌となります → Q58 。

　ガイドライン[1]では、疼痛のある慢性腎臓病（chronic kidney disease：CKD）の患者さんへの短期投与においては、特に高齢者を中心にアセトアミノフェンはNSAIDsより安全な可能性があり、その使用を提案するとされています。

　アセトアミノフェンはNSAIDsと比較して、腎臓への影響は少ないため、より安全に使用できると考えられます。しかし、アセトアミノフェンは肝障害に注意が必要であり、いずれにせよ漫然と長期間使用することは控えるべき薬剤とされています。

　アセトアミノフェンには錠剤、散剤、シロップ剤、坐薬、注射薬と剤形がいくつかあるので、患者さんの状態やニーズにあわせて使用できます。

　またアセトアミノフェンは、配合剤や市販薬としても多く配合されているので、他の薬剤を服用中の場合は、医師や薬剤師に確認しましょう。市販の総合感冒薬には、ほぼ入っていると思って間違いないです。医療用医薬品ではPL配合顆粒、SG配合顆粒、トラムセット®配合錠、トアラセット®配合錠があります。

　アセトアミノフェンとして1日に4,000mg以上服用すると、肝障害のリスクが上がります。腎・肝障害合併、高齢者、小児、体重が軽い（45kg未満）の患者さんでは、4,000mg以下でも副作用の可能性があります。

　市販薬は、入院中に患者さんがあまり意識せずに服用している場合もあります。市販薬を常用していないか、もちろん薬剤師がかかわっている患者さんであれば確認しているはずですが、看護師も入院時の問診で確認するとよいでしょう。

文献
1）日本腎臓学会 編：エビデンスに基づくCKD診療ガイドライン2018. 東京医学社, 東京, 2018.

Q 103 妊娠15週のとき、NSAIDsは投与しても大丈夫なの？

A NSAIDsの投与が必要不可欠でなければ、投与はしないことが望ましいです。治療上、必要性が高いときは、現在までに催奇形性の報告がないNSAIDsの投与を検討します。NSAIDsの代替薬として、アセトアミノフェンの常用量での使用であれば安全性が高いことが示唆されています。

梅田将光

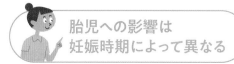

胎児への影響は妊娠時期によって異なる

　妊娠4週〜7週前後は、中枢神経、心臓、消化器、四肢などの重要な器官が作られる時期で最も薬剤の影響を受けやすく、**催奇形性に注意が必要な時期**（絶対過敏期）です。

　妊娠8週〜16週前後は口蓋や性器が完成する時期であり、それまでの時期と比べると危険性は低くなりますが、重要な器官の形成がこの時期にずれこむこともあるので、まだ催奇形性に注意が必要な時期（相対過敏期・比較過敏期）であるといえます。

　非ステロイド抗炎症薬（NSAIDs）の投与が必要不可欠というほどでなければ、投与はしないことが望ましいです。しかし治療上必要性の高い症例については、現在までに催奇形性を示す報告のないNSAIDsの使用を検討します。

　NSAIDsの分類においても、妊婦への影響に関しての報告は異なっており、添付文書でも、ロキソプロフェンナトリウム、イブプロフェン、メフェナム酸、エトドラク、ロルノキシカム、セレコキシブ、ナプロキセンなどについては治療上の有益性が危険性を上回ると判断される場合にのみ投与し、妊娠末期においては分娩遅延や胎児の動脈管収縮の危険が動物実験の結果より指摘されているため投与は禁忌です Q9 。ジクロフェナクナトリウム、インドメタシン、メロキシカムなどに

Part 5

患者

▼ 胎児への薬剤の影響

受精前〜妊娠3週	妊娠4〜7週	妊娠8〜16週	妊娠17週以降
無影響期	絶対過敏期	相対過敏期・比較過敏期	潜在過敏期
	中枢神経、心臓、消化器、四肢などが形成される	口蓋、性器などが形成される	

催奇形性に注意したい（妊娠4〜7週・妊娠8〜16週）

ついては、妊娠中の使用は投与禁忌と記載に違いがあります。

　実際の使用に関しては添付文書やインタビューフォームのみでなく、最新の知見について各薬剤の症例報告や疫学調査の結果をみて使用を検討する必要があります。

　NSAID s の代替薬として、解熱鎮痛薬のアセトアミノフェンが挙げられます。アセトアミノフェンは常用量での1週間程度の使用であれば、妊娠中の使用において安全性が高いことが示唆されています。

文献
1）米国食品医薬品局（FDA）：胎児危険度分類.
http://dailymed.nlm.nih.gov/dailymed/about.cfm（DailyMed）（2020.5.10.アクセス）
2）豪州医薬品評価委員会（ADEC）：胎児危険度分類.
https://www.tga.gov.au/australian-categorisation-system-prescribing-medicines-pregnancy（2020.5.10.アクセス）
3）林昌洋, 佐藤孝道, 北川浩明編著：妊娠と薬 第2版.じほう, 東京, 2010.
4）厚生労働省：e-ヘルスネット（生活習慣病予防のための健康情報サイト）.
https://www.e-healthnet.mhlw.go.jp/（2020.5.10.アクセス）

▼ 添付文書におけるNSAIDsの妊婦への投与（一例）

治療上の有益性が危険性を上回るとき投与する	・ロキソプロフェンナトリウム（ロキソニン®） ・イブプロフェン（ブルフェン®） ・メフェナム酸（ポンタール®） ・エトドラク（ハイペン®、オステラック®） ・ロルノキシカム（ロルカム®） ・セレコキシブ（セレコックス®） ・ナプロキセン（ナイキサン®）	妊娠末期は投与禁忌
投与できない	・ジクロフェナクナトリウム（ボルタレン®） ・インドメタシン（インダシン®） ・メロキシカム（モービック®）	

\Column/

妊娠初期の葉酸の摂取

　数多くの疫学研究から、妊娠前後においてビタミンBの一種である葉酸を摂取することにより、胎児の神経管閉鎖障害（neural tube defects：NTDs）の発症リスクが低減することが報告されています。日本では、2000年に厚生労働省から、妊娠の可能性がある年齢の女性等に対する葉酸の摂取に関する通知が出されました[1]。

　この通知において、神経管閉鎖障害の発症リスクを低減させるためには、妊娠の1か月以上前から妊娠3か月までの間、食品からの葉酸摂取に加えて、いわゆる栄養補助食品から1日400μgの葉酸を摂取することが提言されています。また、過剰摂取にも注意が必要であり、葉酸摂取量は1日あたり1,000μgを超えるべきではないとされています。

　例外として、メトトレキサートや抗てんかん薬など、長期にわたって服用が必要な薬剤のなかには葉酸の欠乏を生じるものもあり、その場合には1日1,000μgを超える医薬品による葉酸の補充が望ましいこともあります。

文献
1）厚生労働省：神経管閉鎖障害の発症リスク低減のための妊娠可能な年齢の女性等に対する葉酸の摂取に係る適切な情報提供の推進について. 平成12年12月28日, 児母第72号・健医地生発第78号（通知）. https://www.mhlw.go.jp/www1/houdou/1212/h1228-1_18.html（2020.5.10.アクセス）

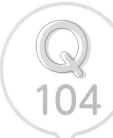
Q104 クラビット®点眼薬投与中の授乳は問題ないの?

A 点眼薬で母乳中へ移行する薬剤の量はごくわずかなので、乳児に問題を起こす可能性は低いと考えられますが、主治医に確認のうえ使用してもらうことが必要です。

梅田将光

 母乳移行性と薬の成分から考える

　母親が薬剤を使用すると多くの薬剤は母乳中に移行しますが、薬剤の種類により母乳中への移行性や摂取した乳児への影響は異なります。

　レボフロキサシン(クラビット®)は母乳中への移行性が認められている薬剤ですが、現在までの使用経験などから授乳中に安全に使用できる薬剤の1つと考えられています。また、一般的に点眼薬の使用では、母親の血液中に吸収される薬剤の量はわずかであり、さらにそこから母乳に移行する薬剤の量を考えるとごくわずかなものとなります。

　以上をふまえると、クラビット®点眼薬投与中の授乳中については、**乳児に問題を起こす可能性は低い**と考えられますが、完全に母乳へ移行しないというわけではありませんので、主治医に確認のうえで使用してもらうことが必要です。

　点眼薬でも、目から鼻涙管を経て、経口投与と同じように全身に吸収されることが知られています。そのため点眼薬を使用する際の

▼ **点眼薬投与時のポイント**

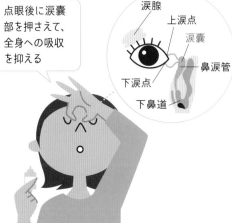

点眼後に涙嚢部を押さえて、全身への吸収を抑える

涙腺
上涙点
涙嚢
鼻涙管
下涙点
下鼻道

工夫として、まばたきをしないで1分ほど眼瞼(まぶた)を閉じたり、点眼後に目頭(涙嚢部)を押さえることで、より全身への吸収を抑えることができます。ただし、眼の手術後では傷口が開いてしまう可能性もあるので、まぶたを閉じるだけにするのがよいでしょう。

文献
1) LactMedホームページ.
　https://www.ncbi.nlm.nih.gov/books/NBK501922/
　?term=Lactmed(2020.5.10.アクセス)

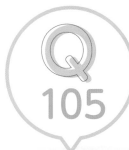

 リムパーザ®には、
どのような副作用があるの?

A 主な副作用は、悪心、貧血、好中球減少、血小板減少、
疲労、無力症、味覚異常などです。

井ノ口岳洋

抗がん薬のオラパリブ(リムパーザ®)は、分子標的治療薬の1つであるポリADP-リボースポリメラーゼ(PARP)阻害薬であり、細胞増殖に必要なDNAの修復を妨げ、細胞死を誘導することで抗腫瘍効果を現します。現在は、乳がんと卵巣がんに適応があります。

用法用量は1回300mg、1日2回服用します。

頻度の高い副作用には**悪心**、**貧血**、**疲労**、**無力症**、**味覚障害**があり、頻度は低いですが**間質性肺疾患**に注意する必要があります。Grade 3以上の骨髄抑制を生じた場合には、Grade 1以下に回復するまで休薬し、減量も検討します。

リムパーザ®は、肝代謝酵素の一種であるCYP3Aで代謝されます。そのため、CYP3Aを阻害する薬剤と併用すると、リムパーザ®の血中濃度が上昇し副作用が起こりやすくなったり、重症化しやすくなります。一方、CYP3Aを誘導する薬剤と併用すると、リムパーザ®の代謝活性が誘導され、効果が減弱する可能性があります。

▼ **リムパーザ®との併用を注意したい薬剤**

CYP3A 阻害薬	・イトラコナゾール（抗菌薬） ・リトナビル（抗HIV薬） ・シプロフロキサシン（抗菌薬） ・ジルチアゼム（降圧薬） ・フルコナゾール（抗真菌薬）など
食品	・グレープフルーツ含有食品
CYP3A 誘導薬	・リファンピシン（抗菌薬） ・カルバマゼピン（抗てんかん薬） ・フェノバルビタール（抗てんかん薬） ・フェニトイン（抗てんかん薬）など

副作用が出やすくなる

効果が弱まる

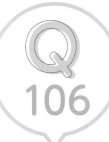

Q 106　イブランス®とベージニオ®には、どのような副作用があるの?

A いずれも間質性肺炎には特に注意が必要です。そのほか、イブランス®では血球減少、口内炎、脱毛、ベージニオ®は下痢、肝障害が多めなので注意しましょう。

井ノ口岳洋

 乳がんに投与する分子標的治療薬

　CDK4/6は、細胞分裂を促すスイッチをONにするはたらきのあるタンパク質です。パルボシクリブ（イブランス®）、アベマシクリブ（ベージニオ®）はCDK4/6のはたらきを特異的に阻害することで、がん細胞の増殖を抑える薬剤です。

　ホルモン感受性乳がんは、女性ホルモンの刺激を受けてがん細胞が増殖し、CDK4/6のはたらきにより、細胞分裂を促すスイッチがONになっている状態です。そのため、イブランス®、ベージニオ®は、ホルモン療法薬と組み合わせて使用します。

　イブランス®の投与スケジュールは1日1回、3週間連続で服用し、1週間お休みとなります。ベージニオ®は1日2回連日服用します。

▼ **イブランス®・ベージニオ®のメカニズム（イメージ）**

❶CDK4/6のはたらきを特異的に阻害

女性ホルモン（エストロゲン）　❷ホルモン療法薬を併用　CDK4/6 乳がん細胞　❸がん細胞の分裂・増殖が抑制される

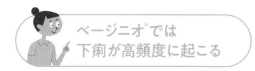

ベージニオ®では
下痢が高頻度に起こる

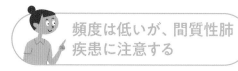

頻度は低いが、間質性肺
疾患に注意する

主な副作用は血球減少、感染症、疲労、脱毛、悪心、口内炎、下痢などがあります。イブランス®と比較し、ベージニオ®では特に下痢が起こりやすく(日本人における発現割合90%以上)、投与後6～8日(初回発現時期の中央値)に注意が必要です。

下痢の徴候が現れたら、水分を補給し、ロペラミドなど止瀉薬の使用を検討しましょう。Grade 2以上(ベースラインより4～6回/日の排便増加)の下痢が続く場合には、休薬や減量を検討します。

ベージニオ®投与前に普段の排便状況を把握し、服用後に下痢が生じうることをあらかじめ患者指導するようにしましょう。

ベージニオ®は間質性肺疾患による死亡症例が発生しており、2019年5月に安全性速報(ブルーレター)が出されました。イブランス®でも間質性肺疾患の報告はあるので、十分注意が必要です。発熱や呼吸困難などの初期症状を確認し、胸部X線などの検査を実施するなど、患者さんの状態をよく観察しましょう。

文献
1) ファイザー株式会社：イブランス.jp.
　 https://ibrance.jp/about-ibrance/mechanism.html
　 (2020.5.10.アクセス)

Q 107 シスプラチン＋ペメトレキセド療法では何に注意したらいいの？

A 副作用軽減のために、葉酸の連日内服と、ビタミンB12の9週間ごとの注射が重要です。制吐薬を忘れずに投与しましょう。

井ノ口岳洋

シスプラチン＋ペメトレキセド（アリムタ®）療法は、肺非扁平上皮がんに用いられます。投与スケジュールは3週間ごとに4コース行い、その後ペメトレキセド単剤で治療します。

主な副作用は悪心・嘔吐、下痢、骨髄抑制、口内炎、発疹、神経障害、腎障害などがあります → Q33 。副作用軽減の目的で、葉酸を1日1回0.5mg連日内服し、またビタミンB12を1回1mg9週間ごとに筋肉注射する必要

があります。その他の注意点としては、シスプラチンは『制吐薬適正使用ガイドライン』[1]において高度催吐性に分類されるため、アプレピタントの服用が必要となります（ホスアプレピタント注射でも可）。

文献
1) 日本癌治療学会編：制吐薬適正使用ガイドライン2015 年10 月（第2版）一部改訂版 ver.2.2,2018.http://jsco-cpg.jp/item/29/index.html（2020.5.10.アクセス）

▼ シスプラチン＋ペメトレキセド（アリムタ®）療法の流れ

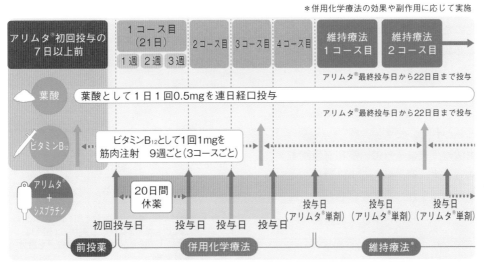

久保田馨監修：「アリムタとシスプラチン」併用療法をお受けになる患者さんとご家族へ．日本イーライリリー株式会社,東京,2018：9-10. より引用

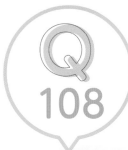
Q 108 レンビマ®には、どのような副作用があるの?

 A 主な副作用は高血圧、下痢、疲労感、悪心、手足症候群などです。

井ノ口岳洋

よく起こる副作用には
特に注意したい

レンバチニブ(レンビマ®)は肝がん、甲状腺がんなどの治療に用いられる抗がん薬(分子標的治療薬)です。

1. 高血圧

高血圧は、レンビマ®によって3人に2人は発現するといわれている症状です。多くの場合、血圧を下げる薬剤を使用したり、レンビマ®の減量や休薬で対応します。

早期発見のために、毎日血圧を測定するよう指導する必要があります。

2. 下痢

下痢は、レンビマ®によって2人に1人は発現するといわれています。

食事や生活の工夫によって、症状が軽減することがあります。例えば、食事は消化のよいうどんやおかゆを食べるようにしたり、脱水にならないために適度に水分を摂るようにしましょう。

3. 手足症候群

手足症候群(hand foot syndrome：HFS)とは、手掌や足底、爪部などに生じる一連の皮膚症状です。しびれやチクチク、ピリピリした痛みなどの感覚異常や、紅斑、硬化(過角化)、水ぶくれといった皮膚の変化など症状はさまざまです。

レンビマ®によって、3人に1人は発現するといわれています。手足症候群を予防するために、日々スキンケアを行う必要があります。

文献
1) エーザイ株式会社：レンビマハンドブック(肝細胞がん用・甲状腺がん用).
2) 伊勢雄也：抗がん剤の副作用(皮膚症状)対策に用いられる薬の知識. エンドオブライフケア 2020；4(1)：56-60.

▼ 手足症候群予防のためのスキンケアのポイント

- ハンドクリームなどの保湿剤を毎日手足に塗る
- 手に負担をかける作業は最小限にする。水仕事を行う場合には、ゴム手袋をするように指導する
- 足の負担を減らすように心がける。例えば、長時間の歩行を避けたり、履き慣れた靴を履くようにする
- 皮膚への刺激を減らすように工夫する。例えば、熱いお風呂に入るのを避けたり、直射日光を避けることが重要である

Q 109 免疫チェックポイント阻害薬には、どのような副作用があるの?

A 内分泌障害(甲状腺機能障害、1型糖尿病)、間質性肺炎、大腸炎、重症筋無力症、心筋炎、肝障害、腎障害、皮膚障害などがあります。

井ノ口岳洋

従来の抗がん薬とは異なる副作用に注意する

　殺細胞系抗がん薬では、一般に骨髄抑制、悪心・嘔吐、食欲不振、脱毛、口内炎などの副作用がありますが、ペムブロリズマブ(キイトルーダ®)やニボルマブ(オプジーボ®)などの免疫チェックポイント阻害薬は副作用の出かたが異なります。

1. 肝障害

　自覚症状は生じにくいですが、倦怠感や食欲不振、黄疸が現れることがあります。検査値ではAST、ALT、ALP、γGTPの上昇で気づくことが多いです。

2. 甲状腺機能障害

　甲状腺機能低下症では疲れやすさ、眼瞼浮腫、寒がり、脱力感、体重増加などの症状が生じることがあります。検査値ではTSH上昇やFT4の低下が特徴的です。

　甲状腺中毒症では脈の乱れ、暑がり、体重減少などの症状が生じることがあります。検査値ではTSH低下やFT4上昇が特徴的です。

　甲状腺機能障害の発現時期の中央値は約2

〜3か月です。甲状腺検査の実施を確認し、症状の発現がないか注意深く観察します。

3. 間質性肺炎

　息切れや空咳、発熱などの自覚症状があり、発現時期は1週間〜数年後(平均で2〜4か月程度)とさまざまです。画像検査ですりガラス様陰影や浸潤影、臨床検査でCRP上昇、血清KL-6、SP-A、SP-D値上昇、呼吸機能検査で拘束性換気障害がみられます。

　特にデュルバルマブ(イミフィンジ®)では、高頻度(13.9%、日本人集団だと70%以上)のため注意します。

4. 大腸炎、重度の下痢

　下痢、排便数の増加、血便、悪心・嘔吐、発熱などの自覚症状があります。発現時期は3〜6か月程度(中央値)で、診断にはCTや下部内視鏡検査を行います。

5. その他の副作用

　インフュージョン・リアクション、腎障害のほか、頻度は低いですが重篤になりやすい副作用として、1型糖尿病、重症筋無力症、心筋炎があります。

Part 5

患者

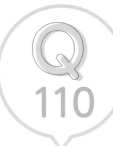
ランマーク®には、どのような副作用があるの?

Q110

A 代表的な副作用として、低カルシウム血症、顎骨壊死などがあります。

井ノ口岳洋

投与開始前に、歯科治療を済ませておきたい

骨転移治療薬のデノスマブ(ランマーク®)は、ヒト型抗RANKLモノクローナル抗体製剤であり、骨破壊に起因する骨折などの骨関連事象の発現を抑制します。骨転移を有する進行がん患者さんに、4週間ごとに皮下投与する注射薬です。

副作用には、まず低カルシウム血症があります。これは、ランマーク®は破骨細胞による骨吸収を抑えるはたらきがあるため、骨からのカルシウムの移動が少なくなり、血中のカルシウム濃度が低くなると考えられます。低カルシウム血症は、血清カルシウム濃度が8.8mg/dL未満となります。自覚症状としては、背中や下肢の筋けいれんが現れることがあります。また、皮膚症状や爪症状を起こすこともあり、重度(血清カルシウム濃度7mg/dL未満)の場合にはテタニー(四肢末梢の筋れん縮、喉頭けいれん、けいれん発作を合併する神経症状)を起こすこともあるので、

注意が必要です。

予防として、デノタス®(カルシウム＋天然型ビタミンD)の内服を行います。血清補正カルシウム値が高値であれば服用する必要はありません。

また、顎骨壊死にも注意が必要です。なぜ顎骨で特に起こるのか明らかではありませんが、ランマーク®によって骨代謝が抑えられ顎骨の代謝に影響を及ぼすと考えられます。顎骨壊死は抜歯などの侵襲的処置により生じやすいため、ランマーク®の投与開始前にはあらかじめ歯科受診を行い、侵襲的な歯科処置は早めに済ませておく必要があります。

その他の副作用は、骨折、悪心、皮膚感染症などがあります。

文献
1) MSD株式会社：MSDマニュアル プロフェッショナル版. https://www.msdmanuals.com/ja-jp/（2020.5.10.アクセス）
2) アルケア株式会社：アルメディアWEB. https://www.almediaweb.jp/（2020.5.10.アクセス）

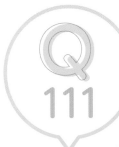

Q111 バンコマイシン投与中の患者さんの両腕が赤いのは副作用なの?

A レッドマン症候群もしくはアレルギーの可能性があります。まずはバンコマイシン塩酸塩の投与を中止して、患者状態の観察、バイタルサイン測定、主治医への連絡を行いましょう。

林　太祐

 類似した副作用に注意する

バンコマイシン塩酸塩に限らず抗菌薬はアレルギー症状、ショック・アナフィラキシーが発現しやすい薬剤です。特に初めて投与する場合は、患者さんの状態をよく観察しましょう。

▼ アナフィラキシーの診断基準

● 以下の3項目のうち、いずれかに該当すればアナフィラキシーと診断する

①皮膚症状(全身の発疹、掻痒または紅潮)、または粘膜症状(口唇・舌・口蓋垂の腫脹など)のいずれかが存在し、急速に(数分〜数時間以内)発現する症状で、かつ下記a、bの少なくとも1つを伴う。
　a.呼吸器症状(呼吸困難、気道狭窄、喘鳴、低酸素血症)
　b.循環器症状(血圧低下、意識障害)
②一般的にアレルゲンとなりうるものへの曝露の後、急速に(数分〜数時間以内)発現する以下の症状のうち、2つ以上を伴う。
　a.皮膚・粘膜症状(全身の発疹、掻痒、紅潮、浮腫)
　b.呼吸器症状(呼吸困難、気道狭窄、喘鳴、低酸素血症)
　c.循環器症状(血圧低下、意識障害)
　d.持続する消化器症状(腹部疝痛、嘔吐)
③当該患者におけるアレルゲンへの曝露後の急速な(数分〜数時間以内)血圧低下。
　収縮期血圧低下の定義:平常時血圧の70%未満または下記

生後1か月〜11か月	<70mmHg
1〜10歳	<70mmHg+(2×年齢)
11歳〜成人	<90mmHg

Simons FE, Ardusso LR, Bilò MB, et al. World allergy organization guidelines for the assessment and management of anaphylaxis. *World Allergy Organ J* 2011;4(2):13-37. Simons FE. Anaphylaxis. *J Allergy Clin Immunol* 2010;125(2 Suppl 2):S161-S181. Estelle F, Simons R, Ledit R, et al. アナフィラキシーの評価および管理に関する世界アレルギー機構ガイドライン. アレルギー 2013;62(11):1464-1500. より引用改変, 一般社団法人日本アレルギー学会監修, Anaphylaxis対策特別委員会編:アナフィラキシーガイドライン. https://www.jsaweb.jp/common/fckeditor/editor/filemanager/connectors/php/transfer.phpfile=/uid032318_616E67313131372833292E706466(2020.5.10.アクセス)より引用

また、バンコマイシン特有の副作用に、レッドマン症候群(レッドネック症候群)があります。これはバンコマイシンの投与速度が速すぎると起こる副作用で、ヒスタミンを介したアレルギーによく似た反応です。顔や頸部、躯幹の紅斑性充血、瘙痒、血圧低下などがみられ、これらの症状はアレルギーと類似しています。全身性に紅斑や浮腫の発現、呼吸困難、血圧低下などがみられる場合はアレルギーを、顔や頸部、上肢が赤い場合はレッドマン症候群を疑います。判断に迷う場合は、主治医に連絡するようにしましょう。

バンコマイシンは1gあたり1時間以上の投与速度で投与するようにすると、レッドマン症候群の発症リスクが低下するといわれています。

発疹を見つけたら、アナフィラキシーを疑う

アナフィラキシーの定義によると、呼吸症状や循環症状があればアナフィラキシーとなりますが、発疹はその徴候として重要であることがわかります。

発疹に気づいたら、まず薬剤の投与を一時中止します。その後、患者さんの意識レベル、呼吸状態、循環状態、バイタルサインを確認します。ショック状態になっているようだったら、すぐに緊急コールを行います。医師が

▼ **病院で準備すべき薬剤以外の医療備品**

治療のための医療機器

- 酸素(酸素ボンベ、流量計付きバルブ、延長チューブ)
- バッグ・バルブ・マスク(成人・小児用)
- 使い捨てフェイスマスク(乳児・幼児・小児・成人用)
- 経鼻エアウェイ(6・7・8・9・10cm)
- ポケットマスク、鼻カニューレ、ラリンジアルマスク
- 吸引用医療機器
- 挿管用医療機器
- 静脈ルート確保用の備品一式、輸液用の備品一式
- 心肺蘇生用背板
- 手袋(ラテックス以外が望ましい)

測定のために必要な機器

- 聴診器
- 血圧計、血圧測定用カフ(乳幼児・小児・成人・肥満者用)
- 時計
- 心電計および電極
- 継続的な非侵襲性の血圧および心臓モニタリング用の医療機器
- パルスオキシメーター
- 除細動器
- 記録用フローチャート(臨床所見と治療内容)
- 緊急時用プロトコール(アナフィラキシー治療のための文書化されたもの)

到着するまでに、救急カートや必要な物品を準備します。

抗菌薬のアレルギーでも、患者さんにとって致命的な状態に陥ることがあります。日ごろから救急カート内の備品を把握し、エマージェンシー時の対応フローを実践できるように訓練しておけば、不測の事態でも慌てずに対応できるでしょう。

文献
1) 日本アレルギー学会監修:アナフィラキシーガイドライン. 日本アレルギー学会, 東京, 2014.

▼ アナフィラキシーに対する初期対応

1 バイタルサインの確認

循環、気道、呼吸、意識状態、皮膚、体重を評価する。

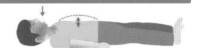

2 助けを呼ぶ

可能なら蘇生チーム（院内）または救急隊（地域）。

3 アドレナリンの筋肉注射

0.01mg/kg（最大量：成人0.5mg、小児0.3mg）、必要に応じて5〜15分毎に再投与する。

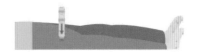

4 患者を仰臥位にする

仰向けにして30cm程度足を高くする。
呼吸が苦しいときは少し上体を起こす。
嘔吐しているときは顔を横向きにする。
突然立ち上がったり座ったりした場合、数秒で急変することがある。

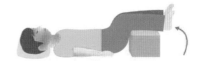

5 酸素投与

必要な場合、フェイスマスクか経鼻エアウェイで高流量（6〜8L／分）の酸素投与を行う。

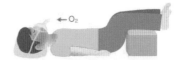

6 静脈ルートの確保

必要に応じて0.9％（等張／生理）食塩水を5〜10分の間に成人なら5〜10mL/kg、小児なら10mL/kg投与する。

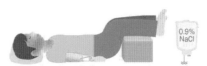

7 心肺蘇生

必要に応じて胸部圧迫法で心肺蘇生を行う。

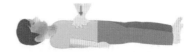

8 バイタル測定

頻回かつ定期的に患者の血圧、脈拍、呼吸状態、酸素化を評価する。

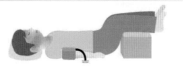

Simons FE, Ardusso LR, Bilò MB, et al. World allergy organization guidelines for the assessment and management of anaphylaxis.*World Allergy Organ J* 2011;4（2）:13-37.日本アレルギー学会監修:アナフィラキシーガイドライン.日本アレルギー学会,東京,2014:13.より許諾を得て転載

Part
5

患者

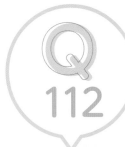

Q112 五苓散、柴苓湯を服用中の患者さんの微熱は副作用なの?

A 副作用の可能性があります。漢方薬とはいえ、副作用には注意しましょう。

林　太祐

 副作用を注意したい
生薬成分もある

　漢方薬はイメージとして、副作用が少ないと思っている人も多いと思います。実際にそれほど副作用の頻度が高いわけではないですが、漢方薬であっても副作用がゼロということはありません。

　漢方薬はいくつかの生薬が配合されています。例えば、五苓散はタクシャ、ソウジュツ、チョレイ、ブクリョウ、ケイヒが含まれており、柴苓湯はサイコ、ハンゲ、オウゴン、タ

イソウ、ニンジン、カンゾウなど12種類の生薬が含まれています。

　注意したい生薬成分として、特に甘草は多くの漢方薬に含まれており、知らず知らずのうちに大量に摂取している可能性があります。漢方だけでなく食品にも使われており、高血圧、低カリウム血症、ミオパチーなどの原因となる可能性があります。

　微熱は、通常であれば感染症、炎症などの原因が考えられますが、漢方薬の場合は体質にあわない場合にも起こりえますので、注意深く観察しましょう。

▼ 特に注意したい生薬成分

生薬成分名	主に使われている漢方	主な副作用
附子(ブシ)	八味地黄丸、麻黄附子細辛湯、桂枝加苓朮附湯	心悸亢進、熱感、ほてり、発汗、悪心・嘔吐、しびれ
大黄(ダイオウ)	防風通聖散、大黄甘草湯、大黄牡丹皮湯	下痢、腹痛
麻黄(マオウ)	麻黄湯、麻黄附子細辛湯、葛根湯、小青竜湯	動悸、悪心・嘔吐、多汗、不眠
甘草(カンゾウ)	芍薬甘草湯など、多くの漢方薬に配合	偽アルドステロン症(血圧上昇、低カリウム血症など)、むくみ、尿量減少

クラシエ薬品株式会社：漢方セラピー. http://www.kracie.co.jp/ph/k-therapy/about-kampo/faq.html(2020.5.10.アクセス)より引用

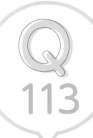

FOLFOX療法の投与中に過敏症状が生じたときは、どうしたらいいの?

A エルプラット®の投与を中断し、抗ヒスタミン薬またはステロイド薬の注射を行います。エルプラット®は特に過敏症に注意します。

井ノ口岳洋

 7～8サイクル目で過敏症が出現しやすい

　FOLFOX療法は、結腸・直腸がんに対して使用するオキサリプラチン(エルプラット®)、レボホリナートカルシウム(アイソボリン®)、フルオロウラシル(5-FU)を組み合わせたがん薬物療法のレジメンです → Q40 。なかでもエルプラット®は白金製剤であり、過敏症には十分に注意する必要があります。発現時期の中央値は7～8サイクル目であり、初回に過敏症発現がなくても、その後も注意しなければなりません。

　過敏症が生じた場合には、ただちに薬剤を止め、バイタルサインを測定して医師へ連絡します。有害事象共通用語規準(CTCAE v5.0)の「アレルギー反応」でGrade1～2であれば、抗ヒスタミン薬またはステロイドの点滴を行い、Grede3以上では抗ヒスタミン薬またはステロイドの点滴に加え、輸液の急速静注を行います。さらに、血圧低下があればアドレナリン投与も検討します。

　回復後も、Grede3以上ではエルプラット®の再投与は行いません。

文献
1) 日本臨床腫瘍研究グループ: 有害事象共通用語規準 v5.0 日本語訳JCOG版. http://www.jcog.jp/doctor/tool/CTCAEv5J_20190905_v22_1.pdf(2020.5.10.アクセス)

▼ **CTCAE v5.0における「アレルギー反応」**

CTCAE v5.0 AE Term日本語	Grade1	Grade2	Grade3	Grade4	Grade5	Definition 日本語【定義】
アレルギー反応	全身的治療を要さない	内服治療を要する	気管支痙攣;続発症により入院を要する;静脈内投与による治療を要する	生命を脅かす;緊急処置を要する	死亡	抗原物質への曝露により生じる局所あるいは全身の有害反応

有害事象共通用語規準 v5.0 日本語訳JCOG版より引用, 改変. JCOGホームページ(http://www.jcog.jp)

Part 5
患者

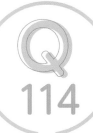

Q 114 自己手技が必要な薬剤を使う患者さんに、服薬指導のコツはあるの?

A 指導のコツは、患者さんの理解度やADLにあわせて、繰り返し行うことです。特に長期間使用している患者さんでは、自己流となり、薬剤の効果が十分に発揮されない可能性があります。

林 太祐

患者自身が操作する必要のある薬剤は数多くあります。点眼薬や軟膏、貼付薬のように、ある程度、使用方法が決まっていて種類ごとの違いが少ないものから、吸入薬、自己注射薬のように多種多様なものまで、かなりのバリエーションが存在します。

自分で操作する薬剤は、患者能力を把握しておく

患者自身で使用しなくてはならない薬剤の操作を説明する際は、通常よりも患者さんの理解度、手先の器用さ、握力、視力、聴力、吸気力などをしっかり把握しておく必要があります。説明を聞き入れる状況であるかも重要です。患者本人がその治療を拒否していると、操作説明は受け入れられないでしょう。患者さんに治療の必要性が十分に伝わっているかもしっかり確認しましょう。

また、可能な限り落ち着いた環境で説明できる場所を用意することも、患者さんの理解度を上げる助けになります。周囲が騒がしい、患者さんが急いで帰りたそうである、といった状況では、集中して操作方法の説明を聞く

▼ **自己手技が必要な薬剤の操作指導を行うチェックポイント**

【理解度・環境設定】
☑ その薬剤の必要性を十分理解しているか
□ 患者は急いでいないか
□ 落ち着いた環境(個室など)を用意できるか
【患者能力】
□ 認知機能は保たれているか
□ 聴力は問題ないか
□ 説明書が読めるくらいの視力が保たれているか
□ 握力は保たれているか
□ 細かい操作が可能な程度の手先の器用さは保たれているか
□ 吸気する力は十分か(吸入薬の場合)
【事前準備】
□ 説明のための資器材は揃っているか
□ 患者自身での操作が難しい場合の、保護者やキーパーソンは同席できるか

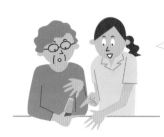

横に並び、左右をあわせて操作を見せることもポイント

ことが難しくなります。

さらに、対面して操作を見せると、左右がわからなくなる患者さんがいます。その場合は並んで座り、左右をあわせるとうまくいくことがあります。

最近は、操作方法を動画などで公開している場合もあるので、検索してみるのも1つの方法です。

自己流での管理不良は、再指導でサポート

初回の説明がうまく伝わった場合、患者さんはしばらく基本に忠実に操作を実施します。しかし、しばらくすると慣れが生じて、操作が自己流になることが多々あります。

吸入指導とピークフローの改善率を時間経過でみると、吸入を指導して正しく使い始めると、ピークフローが改善します。しかし1年ほど経過すると、ピークフローが低下して

いるのがわかります。ここで再度、吸入手技を指導することで、ピークフローが再び回復していきます。

自己注射では、特に使用回数の多いインスリンで、このような自己流手技による血糖コントロール不良がいわれています。

自己手技が難しいときは、補助具も活用できる

自分で力が入らないなどの理由により、その薬剤を投与できない場合は、専用の補助具を利用することで使用できる場合があります。補助具は、メーカーで用意されているものもあれば、そうでない薬剤も多々あります →Q66 。その場合は、身の回りにあるものを利用して、創意工夫することが求められます。

また無償のものだけでなく有償のものもあるため、患者さんに勧める際は注意します。

Part 5 患者

▼ **再吸入指導によりピークフロー値の改善が見られた例**

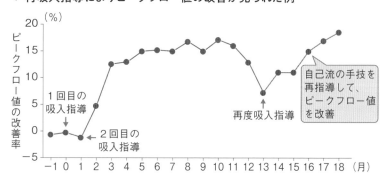

久保裕一, 東田有智：服薬コンプライアンスの悪い症例. 喘息 2005；18（2）：64-68. より引用

▼ **補助具のある薬剤（一例）**

ルミセフ®（乾癬治療薬）	ヒュミラ®（抗リウマチ薬）	シムビコート®（気管支喘息治療薬）

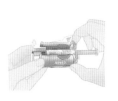
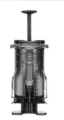
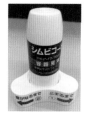

（写真提供：協和キリン株式会社、アッヴィ合同会社、資材提供：アストラゼネカ株式会社）

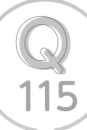
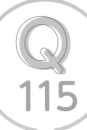

Q115 減薬をしたいとき、どれから中止すべきなの?

A　減薬の目的によって異なります。単に薬剤を減らしたいなら、服用回数が多い薬剤や有効性が明らかでない薬剤を、何かしら副作用を疑うなら被疑薬を、安全性を鑑みるなら、ガイドラインに示された薬剤を減薬できないか検討します。

林　太祐

 ## ポリファーマシーは、まず減薬したい理由を考える

　多くの薬剤を服用している状態のことをポリファーマシーと呼びます。この定義はさまざまですが、多くの薬剤の服用は、副作用の原因であるとしていることは共通しています。ポリファーマシーの解消は患者さんの利益になる可能性が高く、最近注目されています。

　ポリファーマシーの解消を考えるうえでは、減薬したい理由をまず検討することが重要です。やみくもな減薬は患者さんにとって利益になるどころか、不利益になる可能性があります。理由は1つではなく、複数が絡むこともあると思いますが、医師、患者さんやその家族、介護者とよくコミュニケーションをとりつつ進めましょう。

　検討時のポイントとして、医師がどうしても飲ませたい薬剤について減薬を提案すると、トラブルになりやすいので注意しましょう。また患者さんが必要であると思っている薬剤についても、よく患者さんとコミュニケーションをとることが重要です。勝手に中止された、と患者さんが怒ってしまうこともあ

るでしょう。薬剤師に相談しやすい環境であれば、薬剤師を巻き込むのも1つの方法です。

▼ やってはいけない減薬

・医師が承認していない
・患者が希望しない
・急な中止*
・減薬後の状態が観察できない**

*特に退薬症状が出やすい薬剤を減薬する場合
**他の医療機関や保険薬局へ申し送りや詳細を紹介状などへ記載することが可能であれば、この限りではない

 ## 減薬をすべき理由にあわせて対処する

1. 服薬アドヒアランスが低下している場合

　どんなに必要な薬剤でも、飲み忘れては意味がありません。また過量に服用してしまうのも問題があります。飲んでいない薬剤は効果を発揮しません。もし飲んでいないのであれば、中止してもよい薬剤かも知れません。案外このようなケースでは、医師はその薬剤を患者さんが服用していないことを知らない

こともあります。医師と相談して、減薬を検討するのがよいでしょう。

この理由の場合、例えば、「昼は服薬を忘れてしまう」「服用薬が多すぎて、誤って服用してしまう」などが該当します。服薬の回数は朝・昼・夕・寝る前、さらに食前・食直前・食直後・食後・食間など、同じ朝でも5つのタイミングが存在します。毎食直前の薬剤と、毎食後の薬剤があると、それだけで6回も服薬しなくてはなりません。一方で、薬剤の用法はそれぞれ意味があるものも多いので、安易に回数やタイミングを変えてよいのかは確認が必要です。

このようなときは、一包化することも1つの解決方法です →Q22 。しかし安易な1包化は、患者さんの薬剤への関心を失わせ、認知機能を低下させることもあるため、注意しましょう。また1包化した場合は、患者さんの意思では中止が難しいという問題もある点も覚えておきましょう。

2. 副作用が出ている(かもしれない)場合

多くの薬剤を服用していると、副作用の発現率が上がります。飲み合わせによる効果の減弱や副作用の増強などもあり、このような場合は減薬が必要です。すでに副作用が発現

していて、薬剤が関連していること(被疑薬)がはっきりしている場合は、それほど中止に問題はないと考えます。

一方で、まだ副作用が発現していなくても、減薬を考慮すべきであるという考えもあります。日本老年医学会が発行した『高齢者の安全な薬物療法ガイドライン2015年版』[1]は、これまで以上に踏み込んだ形で高齢者の減薬を提案しています。このガイドラインに示されている薬剤は、**高齢者では副作用のリスクが高く、治療効果よりリスクが上回る懸念のある薬剤**です。

これらの薬剤を服用している高齢者では、副作用の発現状況を確認しながら減薬をできないか、医師と患者さんや介助者とよく相談しましょう。特に、患者さんが長期にわたって該当薬を服用している場合は、リバウンドや退薬症状(不眠や不安の増強パニック発作など、 →Q7)がでないか、しっかり確認しましょう(特にベンゾジアゼピン系薬剤など)。リストにあるからといって、やみくもに中止することは避けます。

文献
1) 日本老年医学会 日本医療研究開発機構研究費・高齢者の薬物治療の安全性に関する研究 研究班：高齢者の安全な薬物療法ガイドライン2015. メジカルビュー社, 東京, 2015.

\ Column /

服薬アドヒアランスとは?

服薬アドヒアランスは、「患者さんが薬剤の必要性を理解したうえで、自分の意思で薬剤を服用すること」を意味します。以前は、「コンプライアンス」という言葉が主流だったかもしれません。しかし、コンプライアンスには遵守させるという意味が強く、患者さんが医療者から指示されたから治療をしている、というような意味合いが強くなります。そこで、最近では患者さんの積極的な治療参加を意味する「アドヒアランス」が使われるようになっています。

▼ 特に慎重な投与を要する薬物のリスト（一部抜粋）

分類	薬物（クラスまたは一般名）	代表的な一般名（すべて該当の場合は無記載）	対象となる患者群（すべて対象となる場合は無記載）	主な副作用・理由	推奨される使用法	エビデンスの質と推奨度
抗精神病薬	抗精神病薬全般	定型抗精神病薬（ハロペリドール、クロルプロマジン、レボメプロマジンなど）非定型抗精神病薬（リスペリドン、オランザピン、アリピプラゾール、クエチアピン、ペロスピロンなど）	認知症患者全般	錐体外路症状、過鎮静、認知機能低下、脳血管障害と死亡率の上昇。非定型抗精神病薬には血糖値上昇のリスク	定型抗精神病薬の使用はできるだけ控える。非定型抗精神病薬は必要最小限の使用にとどめる ブチロフェノン系（ハロペリドールなど）はパーキンソン病には禁忌。オランザピン、クエチアピンは糖尿病に禁忌	エビデンスの質：中 推奨度：強
睡眠薬	ベンゾジアゼピン系睡眠薬・抗不安薬	フルラゼパム、ハロキサゾラム、ジアゼパム、トリアゾラム、エチゾラムなどすべてのベンゾジアゼピン系睡眠薬・抗不安薬		過鎮静、認知機能低下、せん妄、転倒・骨折、運動機能低下	長時間作用型は使用するべきでない。トリアゾラムは健忘のリスクがあり使用するべきでない。ほかのベンゾジアゼピン系も可能な限り使用を控える。使用する場合最低必要量をできるだけ短期間使用に限る	エビデンスの質：高 推奨度：強
	非ベンゾジアゼピン系	ゾピクロン、ゾルピデム、エスゾピクロン		転倒・骨折。その他ベンゾジアゼピン系と類似の有害作用の可能性あり	漫然と長期投与せず、減量、中止を検討する。少量の使用にとどめる	エビデンスの質：中 推奨度：強

対象
- 75歳以上の高齢者および75歳未満でもフレイル～要介護状態の高齢者
- 慢性期、特に1か月以上の長期投与を基本的な適用対象とする
- 利用対象は、実地医家で、特に非専門領域の薬物療法を対象とする
- 薬剤師、服薬管理の点で看護師も利用対象となる

使いかた
- 下記のフローチャートに従って使用する
- 常に用量調整と注意深い経過観察を行い、薬物有害事象が疑われる場合は減量・中止を検討する
- 一般の方が目にしても自己中断をしないように十分な指導を行う
- 各ステップにおいて、個々の病態と生活機能、生活環境、医師、嗜好などを考慮して、患者・家族への十分な説明と同意のもと、最終的に直接の担当医が判断する

使用フローチャート

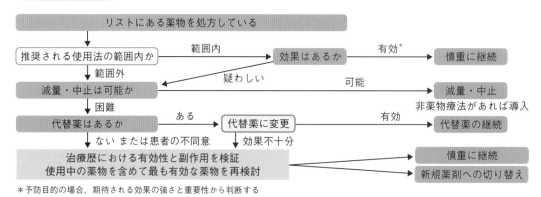

＊予防目的の場合、期待される効果の強さと重要性から判断する

日本老年医学会 日本医療研究開発機構研究費・高齢者の薬物治療の安全性に関する研究 研究班：高齢者の安全な薬物療法ガイドライン2015. メジカルビュー社, 東京, 2015：23, 26. より許諾を得て転載

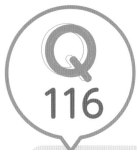

Q116 「ACV」とは何の略なの?

A

Aciclovir=アシクロビルの略のことです →資料①〜④ 。

林　太祐

 医薬品の名称には、一般名と商品名がある

医薬品の名称は、成分名称(＝一般名)と販売名称(＝商品名)に分けて考えます。また最近は、ジェネリック医薬品が市販されており、ジェネリック医薬品のほとんどは「成分名称＋メーカー名称」となっています →Q1 Column 。

例として、ロキソニン®錠は商品名で、一般名はロキソプロフェンナトリウムです。ジェネリック医薬品では、ロキソプロフェンNa錠となります。

1. 略号が多いのは「抗菌薬」と「抗がん薬」

多くの略号は、一般名にもとづいてつけられています。一部、例外や施設・組織でしか通用しない略号もあるので注意が必要です。抗菌薬、抗がん薬には略語が多く存在します →資料①〜④ 。

2. 略号を検索するときのコツ

略号はさまざまな分野で用いられるため、インターネットの検索でも引っかからないことがあります。その場合は、検索ワードに「医療」といれると引っかかることがあります。試してみてください。よくわからない場合は身近な医師や薬剤師に聞いてみましょう。

▼ 医薬品の名称(一例)

一般名　ロキソプロフェンナトリウムの場合

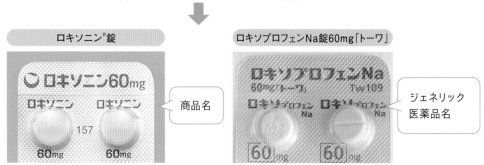

ロキソニン®錠　→　商品名

ロキソプロフェンNa錠60mg「トーワ」　→　ジェネリック医薬品名

(写真提供：第一三共株式会社、東和薬品株式会社)

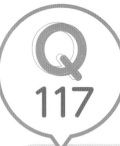

Q 117 処方薬のなかで、どれが糖尿病治療薬なの？それぞれの注意点は

A 糖尿病治療薬には複数の系統の薬剤があります。すべてハイリスク薬となるため、取り扱い、誤投薬には注意しましょう → Q9 。

林 太祐

糖尿病治療薬は大きく2種類ある

糖尿病治療薬は、大きくインスリン（注射薬）とインスリンではない成分に分けられます。

1. インスリン製剤

インスリンはすべて注射薬で（超）速効型、中間型、持効型、混合型（配合溶解）の4種類があります。それぞれ作用時間が異なり、超速効型＜速効型＜混合型＜中間型＜持効型の順に作用時間が長くなります。いずれの場合も低血糖には十分注意します。

プレフィルド／キット製剤、カートリッジ製剤、バイアル製剤があります。種類が多いため取り違えに注意しましょう。

2. 血糖降下薬 → Q76
1）ビグアナイド薬

肝臓に作用することで血糖を下げます。メトホルミン塩酸塩（メトグルコ®）が代表的な薬剤です。単独では低血糖を起こしにくいといわれていますが、他剤との併用時は注意が必要です。高齢者や腎障害がある患者さんで

Part
6

薬剤

▼ インスリン製剤の作用・吸収特性と使用上の注意点

分類	作用動態モデル		血糖低下作用のおよそのめやす			使用上の注意点	
	0 2 4 6 8 10 12 14 16 18 20 22 24 26 28 (時間)		作用発現時間（時間）	最大作用発現時間（時間）	最大作用持続時間（時間）	操作の必要性	静脈内投与
超速効型			10～20分	1～3	3～5	不要	不可
速効型			約30分	1～3	約8	不要	可
中間型			約1.5	4～12	約24	要	不可
混合型			約30分	2～8	約24	要	不可
持効型溶解			1～2	明らかなピークなし	約24	不要	不可

門脇孝, 真田弘美編：すべてがわかる最新糖尿病. 照林社, 東京, 2011：159. より引用

▼ インスリン製剤（プレフィルド製剤、3mL、300単位合有）（一例）

		ノボ ノルディスク ファーマ株式会社	日本イーライリリー株式会社	サノフィ株式会社	株式会社三和化学研究所（製造販売元：富士フイルム 富士化学株式会社）
超速効型	食直前	ノボラピッド®注 フレックスタッチ® ／ ノボラピッド®注イノレット®	ヒューマログ®注 ミリオペン® ／ ヒューマログ®注 ミリオペン® HD	アピドラ®注 ソロスター®	
速効型	食時30分前	ノボリン®R注 フレックスペン®	ヒューマリン®R注 ミリオペン®		
配合溶解	食直前	ライゾデグ®配合注 フレックスタッチ®			
混合型	食直前	ノボラピッド®30ミックス注 フレックスペン®	ヒューマログ®ミックス25注 ミリオペン®		
混合型	食直前	ノボラピッド®50ミックス注 フレックスペン®	ヒューマログ®ミックス50注 ミリオペン®		
混合型	食直前	ノボラピッド®70ミックス注 フレックスペン®			
混合型	食時30分前	ノボリン®30R注 フレックスペン® ／ イノレット®30R注	ヒューマリン®3/7注 ミリオペン®		
中間型		ノボリン®N注 フレックスペン®	ヒューマリン®N注 ミリオペン®		
持効型溶解		トレシーバ®注 フレックスタッチ®	インスリン グラルギンBS注 ミリオペン®「リリー」	ランタス®XR注 ソロスター® ※ このインスリンは、1.5mL、450単位含有製剤で、他のインスリンと濃度が異なるため、シリンジでインスリンを抜き取らないこと。	インスリン グラルギンBS注 キット「FFP」
持効型溶解		レベミル®注 フレックスペン® ／ レベミル®注 イノレット®		ランタス®注 ソロスター®	

（写真提供：ノボ ノルディスク ファーマ株式会社、日本イーライリリー株式会社、サノフィ株式会社、株式会社三和化学研究所）
上記は2020年7月現在の情報であり、薬剤の使用に際しては最新の添付文書をご確認ください

は、乳酸アシドーシスの発現に注意が必要です。またヨード系造影剤との併用により腎障害、乳酸アシドーシスの頻度が上昇するといわれており、CT、血管造影（アンギオ）、PCIやアブレーションといったヨード系造影剤を使用する際は注意が必要です →Q6 。

2）チアゾリジン薬

インスリンの効果を高めるはたらきがあります。ピオグリタゾン塩酸塩（アクトス®）が代表的な薬剤です。単独では低血糖を起こしにくいといわれていますが、他剤との併用時は注意が必要です。体液貯留（女性に多い）や心不全の悪化といった副作用があります。体重の変化に注意するようにしましょう。

3）α-グルコシダーゼ阻害薬（αGI）

食後の糖の吸収を穏やかにすることで、血糖上昇を防ぐ薬剤です。そのため、食直前に服用しないと効果がありません。アカルボース（グルコバイ®）、ボグリボース（ベイスン®）、ミグリトール（セイブル®）があります。

単独では低血糖を起こしにくいといわれていますが、一方で低血糖を起こした場合はブドウ糖を服用しないと効果がありません。

4）SGLT2阻害薬

腎臓でのブドウ糖の再吸収を抑制することで、尿中へのブドウ糖の排泄を促進し血糖を下げます。こちらも単独では低血糖を起こしにくいといわれていますが、脱水、脳卒中、

▼ 糖尿病の血糖降下薬

機序		種類	主な作用
インスリン製剤		①基礎インスリン製剤(持効型、中間型) ②追加インスリン製剤(超速効型、速効型) ③超速効型あるいは速効型と中間型を混合した混合型 ④超速効型と持効型溶解の配合溶解	超速効型、速効型は食後高血糖を改善 持効型溶解、中間型は空腹時高血糖を改善
インスリン分泌非促進系		ビグアナイド薬	肝臓に作用することで血糖を下げる
		チアゾリジン薬	インスリンの効果を高める
		α-グルコシダーゼ阻害薬(αGI)	食後の糖の吸収を穏やかにすることで、血糖上昇を防ぐ
		SGLT2阻害薬	腎でのブドウ糖の再吸収を抑えることで尿中へのブドウ糖の排泄促進
インスリン分泌促進系	血糖依存性	DPP-4阻害薬	インスリン分解酵素を阻害することで、血中のインスリン濃度を保つ
		GLP-1受容体作動薬	膵でのインスリン分泌促進
	血糖非依存性	スルホニル尿素(SU)薬	インスリン分泌の促進
		速効型インスリン分泌促進薬(グリニド薬)	よりすみやかなインスリン分泌の促進、食後高血糖の改善

性器感染症などの副作用があり、高齢者や夏場では特に注意が必要です。イプラグリフロジン L-プロリン(スーグラ®)、カナグリフロジン(カナグル®)、エンパグリフロジン(ジャディアンス®)などがあります。心血管イベント抑制効果があるといわれており、近年使用量が増えています。

5)DPP-4阻害薬

インスリンを分解する酵素を阻害することで、血中のインスリン濃度を保ち、血糖を下げる薬剤です。単独では低血糖を起こしにくいといわれており、幅広い患者さんに用いられています。シタグリプチン(グラクティブ®、ジャヌビア®)、ビルダグリプチン(エクア®)、アログリプチン(ネシーナ®)、テネリグリプチン臭化水素酸塩(テネリア®)、リナグリプチン(トラゼンタ®)などがあります。

6)GLP-1作動薬

インスリン以外では、唯一の注射薬です。膵臓でのインスリン分泌を促進し血糖を低下させます。毎日投与のリラグルチド(ビクトーザ®)、エキセナチド(バイエッタ®)など、週1回投与のデュラグルチド(トルリシティ®)などがあり、投与間隔には注意が必要です。

血糖が高くないとインスリン分泌を促進しないため、単独では低血糖を起こしにくいといわれています。**消化器症状が出やすく、悪心・嘔吐、便秘**などが起こります。

7)スルホニル尿素(SU)薬

インスリンの分泌を促すことで血糖を下げます。グリメピリド(アマリール®)、グリクラジド(グリミクロン®)、グリベンクラミド(ダオニール®、オイグルコン®)などがあります。

作用が強力で、低血糖が起こりやすい薬剤なので、特に高齢者や腎機能・肝機能低下の患者さん、**絶飲食時は注意**が必要です。

8)速効型インスリン分泌促進薬

食事の直前に服用することで、インスリンの分泌を促進する薬剤です。ミチグリニドカルシウム(グルファスト®)、レパグリニド(シュアポスト®)などがあります。**食事の直前でないと効果がないこと、食事を摂取せずに薬剤だけ服用してしまうと低血糖を起こすことがあるため注意**が必要です。

文献
1)日本糖尿病学会編著:糖尿病治療ガイド2020-2021. 文光堂, 東京, 2020.

Part
6

薬剤

Q 118 ソルデム®1輸液にブドウ糖は入っているの?

A ブドウ糖が500mLあたり13g入っています。

林　太祐

 細胞外液には、ブドウ糖の入っていないものもある

　輸液には、開始液（1号液）、維持液（3号液）、細胞外液、糖加低濃度アミノ酸輸液、高カロリー輸液などがあります。このなかで細胞外液と呼ばれる輸液には、ブドウ糖が含まれていないものがあります。生理食塩液やソルラクト®、ラクテック®、ヴィーン®F、ソリューゲン®F、ビカネイト®、ビカーボン®などがブドウ糖を含まない輸液となっています。

　開始液は主に、患者さんの検査結果が出そろっていない状況で、その後の治療のために血管を確保したり、脱水を改善するために用います。維持液は、絶飲食状態または飲水量や食事摂取が少ない場合に生命を維持する目的で用いられます。また糖加低濃度アミノ酸輸液、高カロリー輸液はブドウ糖だけでなく、アミノ酸を含んでいるため、より栄養状態が悪い患者さんに用います。

　ブドウ糖を含む輸液では、血糖の上昇に注意します。一方、ブドウ糖を含まない輸液を投与する場合は、低血糖や低栄養に注意が必要です。

▼ 主な輸液製剤

> 開始液（1号液）

● 目的：血管の確保、脱水の改善

製品名	糖 W/V%	電解質（mEq/L） Na⁺	K⁺	Cl⁻	浸透圧比（約）	熱量（kcal/L）
ソルデム®1輸液	2.6	90	－	70	1	104
ソリタ®-T1号輸液						
YDソリタ®-T1号輸液						
リプラス®1輸液		90.8		70.8	1.0-1.2	
デノサリン1輸液	2.5	77		77	1	100
KN1号輸液						

維持液（3号液）

●目的：絶飲食状態または飲水量や食事摂取が少ない場合の生命維持

製品名	糖	電解質（mEq/L）			浸透圧比（約）	熱量（kcal/L）
	W/V%	Na⁺	K⁺	Ca²⁺		
ソルデム®3輸液	2.7	50			0.9	108
KN3号輸液						
ソルデム®3A輸液	4.3	35		—	1	172
ソリタ®-T3号輸液						
フィジオ®35輸液	10		20	5	2-3	400
リプラス®3号輸液	5	40		—	1.4-1.5	200
トリフリード®輸液	6.0 3.0 1.5	35		5	2.6	420
ソリタックス®-H輸液	12.5	50	30	5	3	500

細胞外液補充液

●目的：栄養状態の改善

製品名	糖	電解質（mEq/L）			浸透圧比（約）	熱量（kcal/L）
	W/V%	Na⁺	K⁺	Ca²⁺		
ソルラクト®輸液		131			0.9	
ラクテック®G輸液	—		4	3		—
ヴィーン®F輸液		130			1	
ソリューゲン®F注					0.8-1.0	
ビカネイト®輸液					0.9	
ヴィーン®D輸液	5				2	200
ポタコール®R輸液					1.5	

糖加低濃度アミノ酸液

●目的：栄養状態の改善

製品名	糖	電解質（mEq/L）		総遊離アミノ酸（g）	浸透圧比（約）	非タンパク熱量（kcal/L）	総熱量（kcal/L）
	W/V%	Na⁺	Cl⁻				
ビーフリード®輸液	7.5	17.5	17.5	15	3	150	210

高カロリー輸液

●目的：栄養状態の改善

製品名	液量（mL）	糖質（g）	アミノ酸（g）	電解質（mEq/L）				熱量（kcal/L）
				Na⁺	K⁺	Ca²⁺	Cl⁻	
エルネオパ®NF1号輸液	2,000	240	40	100	44	8	100	1,120
フルカリック®1号輸液	1,806				60	17	98	
エルネオパ®NF2号輸液	2,000	350	60	101	54	10	100	1,640
フルカリック®2号輸液	2,006			100	60	17	98	

各種添付文書・インタビューフォームをもとに作成

Part
6

薬剤

Q119 エルネオパ®NF1号と2号は何が違うの?

A 各成分の用量が異なります。通常は1号を開始液、2号を維持液とします。

林　太祐

高カロリー輸液は、経口摂取不可時にエネルギー(ブドウ糖)、タンパク源(必須アミノ酸)、必須ビタミン、電解質、水分を補える輸液製剤です。1号、2号と番号が上がると、すべての含量が増えます。

通常は、投与開始を1号液、2号液以降で維持とします→Q118。

 汚染リスク、ビタミンB₁₂に気をつける

高濃度の糖を含むため、血糖上昇、肝機能低下(肝酵素の上昇)、カテーテル関連血流感染(CRBSI)→Q5 Column の発症、腸管機能の低下、バクテリアルトランスロケーション→Q39 Column からの敗血症などに注意が必要です。

患者状態(特にバイタルサインや尿量、便回数、血糖値)の観察は、これらの徴候を把握するのに役立ちます。

近年はキット製剤が増えたため、ブドウ糖、アミノ酸、ビタミンがワンパックとなっているので→Q5、組成を調整することはあまりないですが、カリウムフリーとしたい、アミノ酸の種類を変えたい(腎不全用の組成のアミノ酸がある)、水分量を調整したい、新生児に投与したいなどの理由から、それぞれの成分を混合することもあります。その際に、通常の輸液・点滴との違いを把握しておきましょう。

まずは、汚染・感染のリスクです。人間にとって十分な栄養である高カロリー輸液は、細菌やカビにとっても繁殖に適した環境です。**混合調製時、投与時のルート内、三方活栓などを用いた投与時に混濁などがみられないか、よく観察することが重要です。また、必ず中心静脈やそれに準ずるルートから投与しなくてはなりません。**

そして、エルネオパ®NFなどのキット製剤でない高カロリー輸液は、**ビタミンB₁を必ず混合するようにします。**ビタミンが含まれない場合は、医師に確認をするとよいでしょう。

医療安全
に関するギモン

- 血管外漏出
- その他

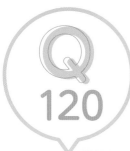

Q120 血管外漏出に注意すべき薬剤には何があるの?

A 抗がん薬に最も注意すべきですが、他にも注意すべき薬剤があります。

林　太祐

抗がん薬については前述のとおりなので → Q10、ここでは抗がん薬以外の注意すべき薬剤について解説します。

 原液や高濃度で投与する場合は注意したい

1. 強アルカリ性薬剤

アルカリはタンパク変性作用が強く、周囲に浸透して広範囲に組織を障害する可能性があります。特に原液で投与する場合、高濃度で投与する場合は注意が必要です。

2. 血管収縮薬

主にカテコラミン類が該当します。昇圧作用、血管収縮作用のある薬剤で、投与部位から先の血管が収縮してしまい、虚血性壊死が起こる可能性があります。

3. 高浸透圧製剤

高カロリー輸液など浸透圧が高いと組織を損傷するため、投与部位が炎症を起こす可能性があります。

4. 特定の電解質補正用製剤

高濃度カルシウムは組織に石灰沈着が起こり、炎症や痛みが生じます。原液で投与する場合は特に注意します。

5. その他

メカニズムはそれぞれですが、添付文書の「使用上注意」に血管外漏出による組織障害の記載がある薬剤です。原液で投与したり、高濃度で投与したりする際は注意が必要です。

 血管外漏出を予防するために

①24時間を超えて留置した末梢静脈カテーテルは、炎症が起こりやすいとの報告があるため、長期にわたり留置した末梢静脈カテールの使用はできるだけ避けましょう。

②手背、手関節、肘窩、肘部など屈曲しやすい部位はなるべく避けましょう。

③末梢静脈ラインからの逆血を必ず確認する習慣をつけましょう。投与前、ワンショット時は2～5mLごと、点滴静注時は1時間ごとに穿刺部の観察を行いながら実施す

▼ 血管外漏出に注意したい主な薬剤（抗がん薬を除く）

強アルカリ性薬剤	・フェニトイン（アレビアチン®） ・エポプロステノールナトリウム ・カンレノ酸カリウム ・アセタゾラミドナトリウム（ダイアモックス®） ・ガンシクロビル（デノシン®） ・フェノバルビタールナトリウム（ノーベルバール®） ・アシクロビル（ビクロックス®） ・炭酸水素ナトリウム（メイロン®8.4%） ・チアミラールナトリウム（イソゾール®） ・オメプラゾールナトリウム ・トロメタモール（サム®点滴静注セット） ・ランソプラゾール（タケプロン®） ・アミノフィリン（ネオフィリン®） ・アミノフィリン（バクトラミン®） ・フロセミド（ラシックス®）
血管収縮薬	・アドレナリン（アドレナリン注シリンジ） ・ドパミン塩酸塩（イノバン®シリンジ、ドパミン塩酸塩点滴静注） ・エチレフリン塩酸塩（エホチール®） ・フェニレフリン塩酸塩（ネオシネジンコーワ）　・ドブタミン塩酸塩（ドブポン®シリンジ） ・アドレナリン（ボスミン®）　・ノルアドレナリン
高浸透圧製剤	・アミノ酸製剤 ・フルニトラゼパム（サイレース®） ・アセタゾラミドナトリウム（ダイアモックス®） ・D-マンニトール（20%マンニットール） ・ビーフリード®輸液 ・硫酸マグネシウム・ブドウ糖（マグネゾール®） ・フェニトイン（アレビアチン®） ・造影剤 ・20%以上ブドウ糖液 ・フェノバルビタールナトリウム（ノーベルバール®） ・ジアゼパム（ホリゾン®） ・炭酸水素ナトリウム（メイロン®8.4%）
電解質補正用製剤	・塩化カルシウム（塩化カルシウム注） ・グルコン酸カルシウム（カルチコール®）
その他	・ヒドロキシジン塩酸塩（アタラックス®-P） ・精製大豆油（イントラリポス®） ・ガベキサートメシル酸塩 ・ナファモスタットメシル酸塩 ・含糖酸化鉄（フェジン®） ・L-アルギニン塩酸塩（アルギニン点滴静注） ・バンコマイシン塩酸塩 ・プロポフォール（ディプリバン®） ・ニカルジピン塩酸塩

▼ 静脈穿刺部位と血管選択の基準

● 両腕や両手背の血管をアセスメントする。妥協してより末梢の血管を選択しない

	血管選択の基準	適切な穿刺部位
最も望ましい ↓ 最も望ましくない	❶理想的な血管／最も望ましい位置 前腕の太くやわらかい弾力のある血管	前腕（右図）
	❷理想的な血管／望ましい位置 手背や手関節、前肘窩の太くやわらかい弾力のある血管	手背や手関節、前肘窩
	❸望ましい血管／最も望ましい位置 前腕の細く薄い血管	前腕
	❹望ましい血管／望ましくない位置 手背や手関節の細く薄い血管、前腕の触診または可視できない血管	手背や手関節
	❺望ましくない血管／望ましくない位置 前腕や手背や手関節の細く脆弱で容易に破裂する血管	中心静脈ラインの検討
	❻望ましくない血管／望ましくない位置 触診または可視できない前腕や手背の血管	中心静脈ラインの検討

最も望ましい穿刺部位

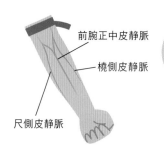

前腕正中皮静脈
橈側皮静脈
尺側皮静脈

ECON, 2007；Extravasation Guidelines 2007

Part 7 医療安全

るとよいでしょう。

④穿刺部の観察は必ず行います。痛み、浮腫、紅斑、灼熱感が起こっていないか、目視、触診、患者さんへの確認を行いましょう。

⑤自然滴下による点滴では、点滴の落ちが悪い、減りが遅いことも血管外漏出の早期発見に役立ちます。患者さんの協力が得られるときは、患者さんへの声かけも重要です。

⑥シリンジポンプや輸液ポンプでは、血管外漏出が起こっていても、投与が止まらないことがあります。機械を過信せず、基本に立ち返った確認を行うようにしましょう。

文献
1）日本がん看護学会編：外来がん化学療法看護ガイドライン2014年版.金原出版,東京,2014.

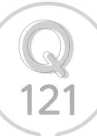

Q 121

血管外漏出後に
患部を冷やす薬剤は?
どのように冷やすといいの?

A 抗がん薬は、一部のものを除いて、血管外漏出後に患部を冷やします。保冷剤などで冷却し、3時間ごとに20～30分は休止して、冷やしすぎないように気をつけます。

林　太祐

患部を冷却することで薬剤の拡がりを抑制する

　抗がん薬が血管外漏出した場合は、他の組織への広がりを抑制するため、患部を冷却することが勧められます →Q10 。これは冷却により血管を収縮させ、他の部位への広がりを抑制することを期待して行います。

　冷却は保冷剤やビニール袋に入れた氷など、病棟にあるものを利用してかまいません。冷却は通常12～72時間行いますが、冷やしすぎを防ぐために、少なくとも3時間冷やしたら20～30分は休止するようにします。

　冷却している間も、患部を定期的に観察することを忘れないようにしましょう。

冷やしてはいけない薬剤に注意する

　一部の抗がん薬では、冷やすことは勧められません →Q122 。また、細胞を損傷しない薬剤の場合は、基本的には患部を温めることで、吸収を促すのがよいといわれています。

　あまりに患部が炎症で腫れている場合や、熱を帯びて痛むようであれば、冷却も考慮します。

▼ 血管外漏出時の冷却

準備するもの
・アイシング用冷却パック（アイスノン®など）または保冷剤、ぬれタオル
・ガーゼ
・ハンドタオル
・ストッキネット

冷罨法の実施方法

アイスノン®使用時　保冷剤使用時

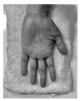 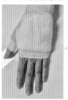

患部を直接濡らさないように配慮し、循環不全に注意する

● 通常12～72時間冷却し、3時間実施したら20～30分休止する

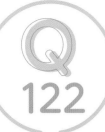
Q122 血管外漏出後に患部を温める薬剤は? どのように温めるといいの?

A 一部の抗がん薬以外の薬剤は、基本的には温めます（温罨法）。ホットタオルなどで温めるとよいでしょう。

林　太祐

 一般的な薬剤では漏出時は温罨法を行う

1. 抗がん薬

　抗がん薬のうち表に挙げた薬剤では、血管外漏出時に冷やすのではなく、温めるようにします（温罨法）。ただし、患部の観察は怠らず、炎症がひどくなったり、痛みが強くなったりしたときには、すみやかに冷やすようにします。

　オキサリプラチン（エルプラット®）は冷感刺激によりしびれを惹起するので、冷却しないようにします。抗がん薬なので、温めることも必要ありませんが、患部の観察は必須です。

2. その他の薬剤

　一般の薬剤が血管外に漏出した場合は、通常は温めます。温めることで患部の血流を保ち、なるべく早く拡散吸収させることで、局所の炎症や腫れを抑えます。

▼ 血管外漏出時に冷却しない薬剤

一般名（主な商品名）	侵襲度
ビンブラスチン（エクザール®）	起壊死性
ビンクリスチン（オンコビン®）	
ビンデシン（フィルデシン®）	
ビノレルビン（ロゼウス®）	
エトポシド（ラステット®）	炎症性
オキサリプラチン（エルプラット®）	

オキサリプラチンは、患部を冷却することで、末梢神経障害症状を惹起／悪化させることがあるため、原則的に冷却しない

▼ 血管外漏出時の温罨法

準備するもの
・ホットパックまたは蒸しタオル
・ビニール袋（蒸しタオルを入れて使用）
・ストッキネット

温罨法の実施方法
蒸しタオル使用時

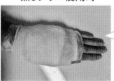

患部を直接濡らさないように配慮し、やけどに注意する

● 1日4回、1回15分繰り返す

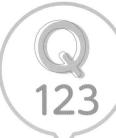

Q 123 血管外漏出後に専用の解毒薬がある薬剤には何があるの?

林　太祐

A アントラサイクリン系抗がん薬(アドリアマイシン、ドキソルビシン、ダウノルビシン、エピルビシン、イダルビシン、アムルビシンなど)は、専用の解毒薬があります。

冷却+サビーン®投与で、組織壊死のリスクを低減

　アントラサイクリン系抗がん薬は、血管外漏出をすると患部が壊死することがある壊死性抗がん薬です → Q10 。漏出時は患部を冷却することはもちろんですが、それだけでは組織壊死が生じてしまうことがあります。

　そこで、アントラサイクリン系抗がん薬の血管外漏出に対する解毒薬であるデクスラゾキサン(サビーン®)を点滴静注することで、組織壊死が発生するリスクの低減を図ります。

　アントラサイクリン系抗がん薬が血管外漏出した場合は、通常の抗がん薬と同様に、投与をすぐに中止し、ルートを抜去して患部を冷却します。

　そして、なるべくすみやかにサビーン®を投与します。サビーン®は血管外漏出後できる限り早く(6時間以内)に投与を開始します。

　またサビーン®は、調製後150分以内に投与を完了するようにします。通常は3日間投与し、1日目と同じ時間に2日目、3日目も投与します。

　サビーン®は他の抗がん薬や他の薬剤の血管外漏出には効果がないため、注意します。また組織壊死を100%予防するわけではないので、一般的な対応(患部の冷却や観察)は継続しましょう。

▼ アントラサイクリン系抗がん薬の解毒薬「サビーン®」

● 生理食塩液、乳酸リンゲル液、5%ブドウ糖液のいずれかで希釈して投与する

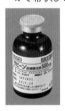

血管痛を考慮すると、乳酸リンゲル液を用いた希釈が推奨される

(写真提供:キッセイ薬品工業株式会社)

投与時
● 希釈した全量を1〜2時間かけて静脈内投与する(調製後150分以内に投与を完了する)
● 投与2、3日目は投与1日目と同時刻に投与する(投与3日目は投与量が半量に変わる)
● 腎障害(クレアチニンクリアランス40mL/分未満)のある場合は、投与量が通常の半量になる

Q124 イスコチン®とマグロ、なぜ一緒に食べてはいけないの?

A マグロに含まれる成分がイスコチン®によって分解を抑制され、体内で蓄積して頭痛、嘔吐などの中毒症状を起こします。同様に、食品と薬剤の組み合わせには注意したいものがあります。

林 太祐

イスコチン®はマグロ以外にも注意が必要

マグロに含まれるヒスチジンは、酵素によりヒスタミンを経て無毒な物質へ代謝されます。抗結核薬のイソニアジド(イスコチン®)はヒスタミンの分解を抑制します。ヒスタミンが体内で蓄積して頭痛、嘔吐、紅斑、搔痒感などの中毒症状を起こします。

ヒスタミンやチラミンは、モノアミン酸化酵素(monoamine oxidases:MAO)により分解されます。イスコチン®以外にも、パーキンソン病治療薬のセレギリン(エフピー®)、ラサギリン(アジレクト®)、抗てんかん薬、パーキンソン病治療薬のゾニサミド(エクセグラン・トレリーフ®)、抗MRSA薬のリネゾリド(ザイボックス®)はMAO阻害作用があり、併用注意とされています。

注意したい食品と薬剤の組み合わせ

食品と薬剤の組み合わせで問題となる例を以下に挙げます。

1. 納豆とワーファリン

最も有名なやってはいけない組み合わせの1つです。納豆によりワルファリンカリウム(ワーファリン)の効果がほとんどなくなってしまいます。

食事と服用のタイミングも関係ないため、朝と夕など摂取のタイミングが離れていても、効果がなくなるので注意します。

2. グレープフルーツと薬剤

グレープフルーツは、薬剤の代謝を行う酵素の作用を阻害します。その結果、薬剤が代謝されなくなり、いつまでも体内に残って副作用の原因となります。

さまざまな薬剤が影響を受けるため、すべてを覚えることは難しいです。例えば、多くの患者さんが服用しているカルシウム拮抗薬、スタチン系薬剤、シクロスポリン(ネオーラル®)やタクロリムス(プログラフ®)といった免疫抑制薬などは気をつけるとよいでしょう。

3. お茶と薬剤

鉄剤は、お茶に含まれるタンニン酸により吸収が低下するといわれています。あまり神経質になる必要はないですが、鉄剤を服用す

▼ グレープフルーツとの相互作用に注意したい薬剤（一例）

薬効分類		一般名（主な商品名）
カルシウム拮抗薬	ジヒドロピリジン系	・アゼルニジピン（カルブロック®）　・ニトレンジピン（バイロテンシン®） ・アムロジピンベシル酸塩（アムロジン®、　・ニフェジピン（セパミット®） 　ノルバスク®）　・ニルバジピン（ニバジール®） ・アラニジピン（サプレスタ®、ベック®）　・バルニジピン塩酸塩（ヒポカ®） ・エホニジピン塩酸塩（ランデル®）　・フェロジピン（スプレンジール®） ・シルニジピン（アテレック®）　・ベニジピン塩酸塩（塩酸ベニジピン） ・ニカルジピン塩酸塩（ペルジピン®）　・マニジピン塩酸塩（カルスロット®） ・ニソルジピン
	その他	・ベラパミル塩酸塩（ワソラン®）
スタチン	HMG-CoA還元酵素阻害薬	・アトルバスタチンカルシウム ・シンバスタチン
抗血小板薬		・シロスタゾール
免疫抑制薬	カルシニューリン阻害薬	・シクロスポリン（サンディミュン®、ネオー　・タクロリムス（プログラフ®） 　ラル®）
	細胞増殖シグナル阻害薬	・エベロリムス（サーティカン®）
抗がん薬	mTOR阻害薬	・エベロリムス（アフィニトール®）　・テムシロリムス（トーリセル®） ・シロリムス（ラパリムス®）
	トポイソメラーゼ阻害薬	・イリノテカン（トポテシン®）
	分子標的治療薬	・アキシチニブ（インライタ®）　・タミバロテン（アムノレイク®） ・イマチニブ（グリベック®）　・ニロチニブ（タシグナ®） ・エルロチニブ（タルセバ®）　・パゾパニブ（ヴォトリエント®） ・ゲフィチニブ（イレッサ®）　・ボスチニブ（ボシュリフ®） ・スニチニブ（スーテント®）　・ラパチニブ（タイケルブ®） ・ダサチニブ（スプリセル®）

各種添付文書をもとに作成

る際はお茶では服用しないようにしましょう。

抗精神病薬のアリピプラゾール（エビリファイ®内用液）、リスペリドン（リスパダール®内用液）は、お茶で希釈すると混濁、沈殿し、含量が低下するといわれているので、希釈しないようにします。リスパダール®内用液はコーラでも同じことが起こるといわれています。

4. 牛乳と薬剤

牛乳に含まれるカルシウムと結合すると、薬剤の吸収が低下するといわれています。吸収が低下する主な薬剤は抗菌薬です。ニューキノロン系の抗菌薬であるレボフロキサシン（クラビット®）、シプロフロキサシン（シプロキサン®）、テトラサイクリン系薬剤のミノサイクリン（ミノマイシン®）、セフェム系薬剤のセファレキシン（ケフレックス®）、セファクロル（ケフラール®）などがあります。牛乳を飲む際は、これらの薬剤を一緒に服用しないようにしましょう。

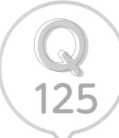

Q125 針刺し事故などで、B型肝炎の感染リスクが生じたとき、どうしたらいいの？予防薬はあるの？

HBs抗原の陽性（不明）・陰性および、自身のB型肝炎ワクチン接種歴と抗体価により、予防治療を行います。

林　太祐

ワクチン接種歴や抗体価によって予防治療を行う

　針刺し事故が起きてしまったときは、ただちに曝露部位を流水と石けんで十分に洗浄し

つつ、しかるべき対応を行います。

　まずは、患者さんのHBs（hepatitis B surface）抗原が陽性・陰性か、それとも不明なのか確認します。自身のHBワクチンの接種歴、抗体価を確認します。HBワクチン接

▼ 医療従事者の針刺し事故後のB型肝炎感染予防
● 抗HBs人免疫グロブリン（HBIG）とHBワクチンの組み合わせ使用で対処する
● HBs抗原（＋）の場合は、抗HBs人免疫グロブリン投与禁忌

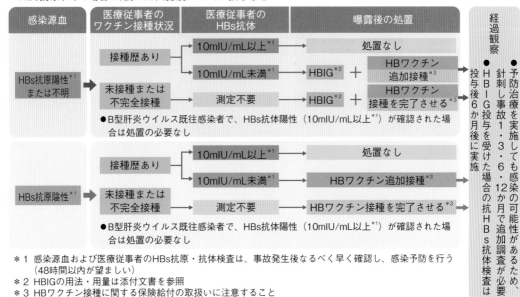

＊1 感染源血および医療従事者のHBs抗原・抗体検査は、事故発生後なるべく早く確認し、感染予防を行う（48時間以内が望ましい）
＊2 HBIGの用法・用量は添付文書を参照
＊3 HBワクチン接種に関する保険給付の取扱いに注意すること

田中榮司監修：日本血液製剤機構；HBs抗原陽性血液による針刺し事故後のB型肝炎感染予防.
https://www.jbpo.or.jp/med/di/file/hbs_49745.pdf（2020.5.10.アクセス）より許諾を得て転載

種歴があっても抗体価が10mIU/mL未満である場合は、ワクチン接種歴なしと同様の処置を行います。すみやかな対応のために、ワクチン接種歴の有無、自身の抗体価を把握しておくことは非常に重要です。

ワクチン接種歴があり、抗体価が10mIU/mL以上であれば処置は不要です。ワクチン接種歴があっても、抗体価が10mIU/mL未満、ワクチン接種歴がない場合は抗HBs人免疫グロブリン(human anti-HBs immuno globulin：HBIG)とHBワクチンを投与します。

患者さんのHBs抗原が陰性の場合も、同様の確認を行い、その結果によりHBワクチン接種を行います。

いずれの場合も1か月、3か月、6か月、12か月で定期的な検査を受けます。

どんなに治療薬を投与しても、100%感染を防ぐことはできません。薬剤に対する過信は禁物です。

針刺し事故の回避が最大の予防

ほかにも針刺し事故ではヒト免疫不全ウイルス(human immunodeficiency virus：HIV)、C型肝炎ウイルスを含む感染症に注意しなくてはなりません。HIVは予防内服がありますが →Q126 、C型肝炎ウイルスでは予防のための治療薬はありません。針刺し事故を回避することが最大の予防であることを忘れないでください。

文献
1) 日本血液製剤機構:HBs抗原陽性血液による針刺し事故後のB型肝炎感染予防.
https://www.jbpo.or.jp/med/di/file/hbs_49745.pdf
(2020.5.10.アクセス)

▼ 予防治療に用いる薬剤（一例）

抗HBs人免疫グロブリン

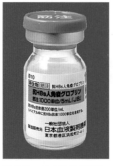

HBワクチン（ビームゲン®）

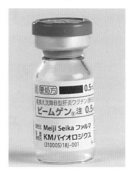

（写真提供：日本血液製剤機構、KMバイオロジクス株式会社）

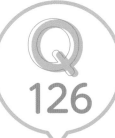

Q126 針刺し事故などで、HIVの感染リスクが生じたとき、どうしたらいいの？予防薬はあるの？

A ただちに石けんと流水で曝露部位を十分に洗い、予防内服を行います。

林　太祐

 すみやかに予防内服で対処する

 常用薬との併用ができない場合もある

ヒト免疫不全ウイルス（HIV）陽性患者さんの針刺し事故では、予防内服により感染のリスクを低減することができます。重要なのは、**可能な限りすみやかに予防投与を開始すること**です。予防内服が遅れれば遅れるほど、感染のリスクが増大します。

HIV治療の専門家が存在しない施設では、協力病院と連携し、すみやかに予防内服がなされるように、マニュアルが整備されています。マニュアルの存在を知らない場合や、内容についての理解が不十分な場合は、すぐに確認して、いつでもマニュアルを実践できるように日ごろから訓練しておきましょう。

予防内服は、通常、ラルテグラビルカリウム（アイセントレス®）を1回1錠、1日2回、エムトリシタビン/テノホビル ジソプロキシフマル酸塩（ツルバダ®）を1回1錠、1日1回服用します。協力病院のレジメンがある場合は、そちらに従います。また常用薬を服用している場合、妊娠をしている可能性がある場合は、十分に説明を受けて予防内服をするかしないか決めます。

アイセントレス®とツルバダ®は、相互作用を意識せず使用できるのも利点です。なぜなら、抗HIV薬は多くの薬剤と相互作用があり、組み合わせによっては禁忌に該当するものがあるからです。薬物代謝酵素を阻害することで、他の薬剤が分解されず、副作用が強く出すぎてしまうことがあります。

特に、相互作用によりQT延長が起こると心停止することがある組み合わせには注意が

▼ HIVの曝露事故発生後ただちに行うこと

1. 曝露部位を大量の流水と石けん（眼球・粘膜への曝露の場合は大量の流水）で洗浄する

↓

2. すみやかに責任者と連絡を取り、予防内服に関する指示を仰ぐ

↓

3. 責任者と連絡が取れない場合には、1回目の予防内服を事故者の判断で開始する

国立国際医療研究センターエイズ治療・研究開発センター: 血液・体液曝露事故（針刺し事故）発生時の対応, 2018. http://www.acc.ncgm.go.jp/medics/infectionControl/pep.html（2020.5.10.アクセス）より引用

 Part 7 医療安全

▼ 予防内服の薬剤（一例）

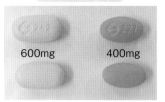

アイセントレス®

600mg　400mg

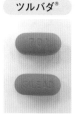

ツルバダ®

必要です。代表的な薬剤はクラリスロマイシン（クラリス®）、イトラコナゾール（イトリゾール®）、ボリコナゾール（ブイフェンド®）があります。

　すべてを覚えるのは現実的ではないかもしれません。またここに上がってない薬剤との組み合わせでも大なり小なり相互作用があるため、そのつど薬剤師に確認するといいでしょう。

▼ 抗HIV薬と併用禁忌または避けるべき薬剤（一例）

抗凝固薬	・アピキサバン（エリキュース®） ・エドキサバン（リクシアナ®） ・リバーロキサバン（イグザレルト®）
抗てんかん薬	・フェノバルビタール（フェノバール®）
抗真菌薬	・イトラコナゾール（イトリゾール®） ・ボリコナゾール（ブイフェンド®）
抗菌薬	・クラリスロマイシン（クラリス®） ・リファンピシン（リファジン®）
催眠鎮静薬	・ミダゾラム（ドルミカム®） ・トリアゾラム（ハルシオン®）

赤字：QT延長が起こると心停止のリスクがある薬剤

文献
1）国立国際医療研究センターエイズ治療・研究開発センター:血液・体液曝露事故（針刺し事故）発生時の対応,2018.
http://www.acc.ncgm.go.jp/medics/infectionControl/pep.html（2020.5.10.アクセス）
2）東京都エイズ診療協力病院運営協議会編:HIV感染防止のための予防服用マニュアル-曝露事象発生時緊急対応-平成29年7月改定版.東京都福祉保健局健康安全部感染症対策課,東京,2017.
https://www.fukushihoken.metro.tokyo.lg.jp/iryo/koho/kansen.files/manual.pdf（2020.5.10.アクセス）

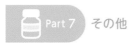
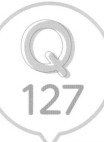

曝露対策が必要な薬剤には何があるの?

 抗がん薬、抗ウイルス薬、ホルモン誘導体、免疫抑制薬など多数指定されています。

井ノ口岳洋

曝露対策をすべき薬剤は、抗がん薬以外にも多数

　Hazardous Drugs（HD）は1990年に米国病院薬剤師会から提唱された概念で、現在は米国国立労働安全衛生研究所（NIOSH）により定義が改訂されています。

　HDとは曝露によって健康への有害な影響をもたらすか、または疑われる薬品をいいます。下記の6項目のうち、1つ以上に該当するものとされます。

① 発がん性
② 催奇形性または発生毒性
③ 生殖毒性
④ 低用量での臓器毒性
⑤ 遺伝毒性
⑥ ①から⑤の基準で有害であると認定された既存の薬剤に類似した化学構造および毒性プロファイルをもつ薬剤

　2016年において抗がん薬115品目、非抗がん薬53品目、生殖毒性をもつ薬剤49品目の計217品目が指定されています。

　抗がん薬についてはHDに指定されていない薬剤もありますが、注射薬、内服薬問わず、また分子標的薬、免疫チェックポイント阻害薬も含めて、すべての薬剤において曝露対策を行うのが望ましいでしょう。

文献
1）日本がん看護学会,日本臨床腫瘍学会,日本臨床腫瘍薬学会編：がん薬物療法における職業性曝露対策ガイドライン2019年版第2版. 金原出版, 東京, 2019.
2）The National Institute for Occupational Safety and Health：NIOSH List of Antineoplastic and Other Hazardous Drugs in Healthcare Settings 2019, December 2019.
https://www.cdc.gov/niosh/review/peer/isi/hazdrug2018-pr.html（2020.5.10.アクセス）

Part
7

医療安全

▼ 米国国立労働安全衛生研究所（NIOSH）のHDに指定されている薬剤（一例）

抗がん薬	注射薬	・アザシチジン ・アフリベルセプト ・イダルビシン ・イリノテカン ・オキサリプラチン ・カルボプラチン	・ゲムシタビン ・シクロホスファミド ・ダカルバジン ・ドキソルビシン ・ドセタキセル	・パクリタキセル ・ビンクリスチン ・フルオロウラシル ・ペルツズマブ ・メトトレキサート
	内服薬	・アキシチニブ ・アナストロゾール ・アファチニブ ・イマチニブ	・エルロチニブ ・カペシタビン ・クリゾチニブ ・ソラフェニブ	・タモキシフェン ・トレミフェン ・パゾパニブ ・ポマリドミド
非抗がん薬	・アザチオプリン ・エンテカビル ・カルバマゼピン	・シクロスポリン ・BCG ・フェニトイン	・フルコナゾール ・リスペリドン	・ワルファリンカリウム

日ごろの "？" をまとめて解決
くすりに関するナースのギモン

2020年8月11日　第1版第1刷発行	監　修	伊勢　雄也
	編　著	林　太祐
	発行者	有賀　洋文
	発行所	株式会社　照林社
		〒112-0002
		東京都文京区小石川2丁目3-23
		電話　03-3815-4921(編集)
		03-5689-7377(営業)
		http://www.shorinsha.co.jp/
	印刷所	共同印刷株式会社